AF356957

TRAITÉ

DES

EAUX MINÉRALES

DE

S P A.

PAR

JEAN PHILIPPE DE LIMBOURG,
DOCTEUR EN MEDECINE.

<hr>

A LEIDE,

DE L'IMP. D'ELIE LUZAC, FILS.

MDCCLIV.

ET À

MESSIEURS

PIERRE VAN MUS-
SCHENBROEK,

JEAN ALLAMAND,

PROFESSEURS EN PHILO-
SOPHIE DE LA MEME
UNIVERSITE'.

MESSIEURS,

DE quelque manière que l'on regarde ce traité, soit comme l'ouvrage d'un de vos élèves, soit comme

un

DEDICACE.

un fonds, auquel vous avez fourni divers matériaux par les oc-
cafions, que vous m'avez fait naître, de remarquer les effets des
Eaux Minérales que je décris;
foit comme un objet, que quelques-uns d'entre vous ont pris
la peine de revoir; il vous eft dû,
Meffieurs, & il eft, pour ainfi
dire, votre propre ouvrage. Les
principes fur lesquels j'ai travaillé, font puifés dans votre illuftre
Académie; vos leçons, vos expériences, vos démonftrations, font

        mes

mes guides; l'ordre, le plan de vos ouvrages, mes modèles. Ainsi il étoit juste que je m'en rapportasse à votre autorité sur le mérite de l'impression, & que je n'y souscrivisse qu'autant que vous l'approuveriez.

Je vous le présente donc, Mèsfieurs, cet ouvrage, & je me flatte que vous l'examinerez & le recevrez de bonne part. Car malgré le grand nombre d'Auteurs, qui ont écrit sur le même sujet, & qui semblent en avoir épuisé la matiè-

DEDICACE.

tière, je crois que vous avez décidé, qu'il restoit bien des choses à approfondir, & que mes tentatives n'auront pas été infructueuses.

CEPENDANT, Messieurs, je ne me tiendrai assuré de votre approbation, & je ne me résous à donner ce traité, que sur la permission que j'attens de vous, de le faire paroitre sous les auspices de vos illustres noms.

C'EST avec cette intention que je prens la liberté de vous l'offrir comme un gage de la parfaite re-

DEDICACE.

*connoiſſance, avec laquelle j'ai
l'honneur d'être,*

MESSIEURS,

<table>
<tr><td>à Theux, le prémier
de Janvier 1753.</td><td>Votre très humble & très
obéiſſant ſerviteur,</td></tr>
</table>

J. P. DE LIMBOURG.

T A-

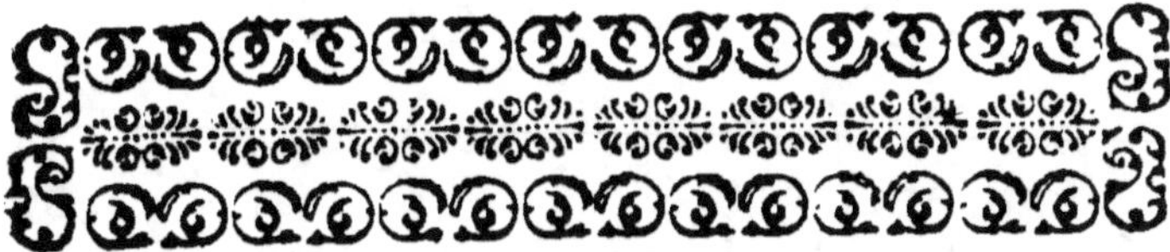

TABLE

DES

CHAPITRES,

ET DES

OBSERVATIONS.

des

tems

des

tems

Chap.

TABLE des CHAPITRES,

CHAP.

TRAITÉ

DES

EAUX MINÉRALES

DE

S P A.

DISCOURS PRÉLIMINAIRE.

De la nature de cet ouvrage, de la méthode, qu'on y suit, des Auteurs, qui ont écrit sur les eaux de Spa, & sur d'autres eaux minérales.

§. 1. *A connoissance des principes des eaux minérales est si épineuse, son application au corps humain si difficile, leurs effets dans*

A cer-

certains cas font fi équivoques, qu'il n'eft point furprenant qu'il paroiffe tous les jours des traités fur cette matière, fans que l'on faffe pour cela de fort grands progrés fur la decouverte de leur nature & fans qu'il en réfulte des loix inconteftables pour les mettre heureufement en pratique. C'eft le fort commun des matières de Phyfique, les fciences font ordinairement bornées dans leur commencement; ce que le premier auteur ne fait qu'ébaucher, d'autres contribuent à le perfectionner & c'eft ainfi qu'en ajoutant aux lumières de ceux qui nous ont précedés les fiennes propres, on parvient enfin à des connoiffances plus étenduës & plus certaines.

2. SI l'on doit juger de l'importance d'un fujet par l'utilité, qu'il apporte au genre humain, il eft

cer-

certain que la connoiſſance d'un reméde, bien ſupérieur à tous ceux
qu'on avoit découverts jusqu'alors
ne peut être que très utile aux
hommes. Ces eaux minérales ſont ce
précieux reméde, que la nature ſe
charge elle-même de nous fournir.
Il n'y en a pas, qui approche d'a-
vantage de l'idée, qu'on ſe figure
de la panacée, ou de la prétenduë
Medecine univerſelle ; il n'y en a
point, qui produiſe des effets plus
ſurprenans & dans un plus grand
nombre de maladies.

3. ENTRE les eaux minérales,
celles de Spa ſont extrèmement re-
nommées par leurs effets ſalutaires,
ces eaux ſi célébres ne doivent leur
renom ni à la ſplendeur, ni aux
embelliſſemens, ni à la ſituation a-
vantageuſe de l'endroit; Spa, qui
n'eſt qu'un Bourg d'une beauté mediocre à préſent, ne conſiſtoit qu'en
de miſerables chaumières il y a un

 ſiè-

siècle, ou deux, & n'avoit rien d'engageant que ses eaux admirables: c'est par elles seules, c'est par des qualités, qu'on leur a recon-nuës éminemment, qu'elles se sont renduës si célébres; & sans avoir eu besoin ni de luxe, ni de patrons pour les prôner, elles ont soutenu leur reputation malgré les plus grands plaisirs, les embellissemens, les commodités & les prétenduës qualités superieures vantées de diverses eaux minérales. Les poëtes n'ont pas dédaigné de les chanter, comme on peut le voir par les vers suivans.

Salutaire climat, publique solitude,
Cabinet d'Esculape, agréable sejour,
D'ou les soins sont bannis & toute inquietude,
Pour y regner les jeux, les plaisirs, & l'amour.
S P A, qui de toute part attirés le beau monde,
Vos divertissemens s'étaleroient en vain,
Si vos sources n'étoient en miracles fécondes,
Puisque sans la santé tout le reste n'est rien.

§. 4.

§. 4. *En effet l'applaudissement, que les ſçavans de diverſes nations ont de tout tems donné à nos eaux; la peine que les uns ont priſe de les analyſer & de les immortaliſer par leurs écrits; celle, que d'autres ſe ſont donnée pour les contrefaire; le zèle, que pluſieurs auteurs ont à faire briller diverſes eaux minérales en les comparant avec celles de Spa; le nom de poubon, qu'on emprunte de Spa pour le donner à pluſieurs fontaines & celui d'eau de Spa, que l'on a donné à pluſieurs fontaines minérales en Angleterre & ailleurs, apparemment pour leur donner du relief par l'uniformité que le nom ſemble annoncer; le transport conſiderable, qu'on en fait annuellement dans les pays étrangers, dans ceux-là même, où abondent les ſources ferrugineuſes, ſans parler de la ſuppoſition de pluſieurs eaux moins célébres, qu'on y en-*

envoie malicieusement sous le nom d'eau de Spa ; leur réputation, qui se soutient si avantageusement, pendant que la plupart des autres sources tombent dès leur enfance, quoique les patrons des Eaux nouvellement produites manquent rarement de les prôner aux depens des notres ; la multitude des malades, souvent méme desesperés, qui viennent y recouvrer la santé par leur usage depuis plusieurs siècles ; sont autant de sûrs garans des vertus, qu'on leur reconnoit.

§. 5. CE sont ces vertus si rares & si bien marquées, qui y attirent toutes les saisons des personnes du prémier rang. Je n'en appellerai pas à des époques fort reculées, quelque flateuses qu'elles puissent étre par le souvenir de plusieurs personnes très augustes, qui sont venuës chercher la santé dans

les

les *Eaux de Spa*, parmi lesquelles elles ont l'honneur de compter HEN-RI III. *Roi de France*, MARGUE-RITE *de Valois Reine de France*, CHARLES I. *Roi d'Angleterre*, un *Roi de Dannemarck*, une *Rei-ne de Suede*, le *Czar* PIERRE LE GRAND, *quantité de Princes*, dont je supprimerai la liste pour ne parler que des dernières saisons, qui ont été très brillantes par la présence du SS^me. *Duc de Bavière, Cardinal, Evêque & Prince de Liége*, qui y est venu pour la seconde fois l'an 1751. & pour une troisième fois l'an 1752 ; cette mé-me année le *Markgrave de Bran-debourg*, y est aussi venu. *A toutes ces personnes illustres je pourrois a-jouter le Duc de Norfolc*, les deux *Princes de Salme*, la *Princesse de Munsterbilsen*, qui s'y sont rendus l'an 1750 ; le *Prince & la Prin-cesse de Lichtenstein avec deux jeu-*

A 4

nes

nes Princes ; la Princesse de Looz, deux Princes Italiens, qui les ont visitées l'an 1751. outre quantité de Milords & de Seigneurs de la prémière Distinction.

§. 7. Je n'ignore pas que quelques auteurs, dans le parallèle qu'ils ont fait de leurs Eaux avec celles de Spa, ont entrepris de donner aux prémières la preference, sur les dernières, & qu'ils leur ont attribué des qualités supérieures que les autres n'ont pas. Ceci n'a rien qui doive surprendre ceux qui savent que c'est assez l'usage de s'enthousiasmer pour ce qui nous appartient. D'ailleurs, dans les éloges pompeux qu'ils font de leurs Eaux, l'interét n'auroit il point guidé leur plume ? Je sais qu'on pourra me reprocher la méme partialité & la méme prévention pour les Eaux de Spa, mais ce qui doit décider ici pour moi contre eux, c'est c'est qu'ils n'ont jamais cru exalter davantage la vertu de leurs Eaux, qu'en leur donnant sur celles de Spa un degré de supériorité. En prenant soin de leur assurer cette supériorité sur celles de Spa, ils ne se sont pas apperçus qu'ils leur rendoient une espèce d'hommage, & que parlà ils leur rendoient cette supériorité, qu'ils ne leur ôtoient, que parce qu'il étoit de leur intérêt que les Eaux de leur nation fussent meilleures. J'en appelle aux ouvrages propres de ces auteurs : il me suffira d'en citer deux, qui sont d'un grand poids par la connoissance, qu'ils ont euë de la nature des Eaux minérales ; l'un c'est M^r. MOULLIN de MARGUERY, qui a écrit sur les Eaux de Passy ; l'autre, c'est l'illustre HOFFMANN, qui a donné l'analyse de plusieurs Eaux célébres d'Allemagne.

§. 7. L'AUTEUR du traité des

*Eaux de Paſſy, ne fait point diffi-
culté de leur donner la préférence
ſur toutes les eaux en général, ſur
celles de Spa, de forges, de provins, &c. cela eſt tout naturel;
car il faut que les eaux pour lesquelles on écrit ſoient toujours les
meilleures. Mais après avoir ſa-
tisfait en Auteur à ce qu'il devoit
aux eaux pour lesquelles il écri-
voit, il rend juſtice à celles de Spa.
Il conſent qu'elles aient une vertu
ſupérieure à toutes les autres, pourvu qu'on lui accorde qu'elles cédent
à ſes chères eaux de Paſſy; Voici
ſes propres termes;* les eaux de
Spa ſont ſi connuës par le grand
uſage, qu'on en fait pour guèrir
des maladies, qui ont ſouvent ré-
ſiſté à tous les autres remédes,
qu'il ſemble ſuffire de les nommer
pour faire leur éloge; & une eau
Minérale ne peut manquer d'être
eſtimée dès qu'on aura prouvé
qu'el-

qu'elle eſt ſemblable à ces eaux fameuſes.

Mr. MOULLIN après avoir témoigné que le plus haut point d'bonneur, auquel on puiſſe élever des eaux Minérales eſt de les comparer à celles, don le mérite ſupérieur eſt inconteſtable, ne laiſſe pas que de vouloir démontrer que les eaux de Paſſy leur ſont fort ſupérieures. Je remarque à cette occaſion que l'Auteur établit ſon parallèle d'après le Spadacréne, d'ab Heers, de ſorte que dans quelques points il fait bonneur aux eaux de Paſſy ſur des principes faux, qui y ſont contenus, par exemple en ce qu'il dit qu'il eſt néceſſaire de boire par jour dix pintes des eaux de Spa en une demi-beure de tems & pendant des années entières pour les maux inveterés, quelquefois il prend les extremités & il conclut en faveur des eaux de Paſſy qu'el-

A 6

les

les ne font ni très-froides, ni trés-
échauffantes, puisqu'elles ne font
pas friſſonner les buveurs & qu'elles guèriſſent ſouvent les maux de
téte, les éblouiſſemens, les migraines: que Mr. Moullin faſſe attention aux différences des eaux de
Spa; il verra que, ſi le tonnelet
fait friſſonner; ſi la geronſtere
échauffe & ne convient par conſé-
quent pas dans pluſieurs maladies
de la téte, il n'en eſt pas de méme
de toutes les ſources; ce ſont-là les
deux extrémes & c'eſt un mérite
des nos eaux au-deſſus de beaucoup
d'autres qu'il s'en trouve dans un
ſi petit circuit de tant de qualités
différentes. Il dit que ſes eaux ſont
plus péſantes que le Sauvenière;
moins terreſtres que le pouchon;
par cet aveu il fait encore bonneur
aux eaux de Spa ſans y penſer,
puisque l'on a à choiſir ſelon l'exi-
gence des cas. La plupart des autres

tres points, où il fait valoir ſes
eaux au detriment des notres ſont
des purs jeux de mots: par exemple ce qu'il dit touchant le gout,
que Heers a nommé acide dans
les eaux de Spa & qu'il nomme
aſtringent dans celles de Paſſy;
outre que nous avons des ſources,
qui n'ont le gout ni acide, ni a-
ſtringent, ou du moins que -très légèrement, telle que la geronſtere,
qui a le gout ſulfureux, laiſſant
une impreſſion d'acide & de fer.
Il dit que les eaux de Paſſy n'eny-
vrent que très-rarement; celles
de Spa ne le font pas ſouvent non
plus, & celles qui le font, ſont
les plus ſpiritueuſes & par con-
ſéquent les plus efficaces, où il
s'agit d'exciter le Syſtème nerveux.
Quant à ce qu'il dit que les eaux
de Paſſy purgent ordinairement
beaucoup, je ne crois pas que ce
ſoit-là un grand mérite, puisqu'on

A 7

prend

prend rarement les eaux ferrugineuses pour d'autres effets que pour
fortifier & desobstruër, en quoi
les purgatifs sont assez peu convenables parce qu'ils affoiblissent &
qu'ils irritent & que les soulage-
mens, qu'ils apportent sont rarement plus que palliatifs & mo-
mentanés, à moins qu'ils n'évacuent des matières préparées, ce
qui ne peut guères être les prémiers jours. Ainsi je ne vois pas
que les eaux de Passy puissent se
glorifier de l'emporter aucunement
sur celles de Spa.

§. 8. L'AUTORITE du célébre
Hoffmann est surement d'une grande force, non seulement lorsque
sur le rapport des Auteurs, qui
ont fait avant lui l'analyse des
eaux de Spa il a conclu qu'elles
étoient les plus subtiles & les plus
légères de presque toutes les eaux
acidules ; mais aussi lorsqu'ayant
fait

fait lui-même l'analyse de ces eaux & les ayant comparées avec celles de Schwalbach, il declare qu'il a reconnu une très-grande ressemblance entre ces deux eaux Minérales : il les a trouvées d'une égale legéreté, elles lui ont donné chacune dix grains de matière fixe par livre, poids civil ; & il reconnoit ces eaux supérieures aux autres Minérates, qu'il a examinées. Mais enfin il a déclaré les eaux de Schwalbach supérieures à celles de Spa par l'abondance & l'activité du principe spiritueux. Voilà un témoignage bien prévenant pour donner aux eaux de Schwalbach le pas sur leurs plus illustres rivales. Mais pourra-t-on se persuader que l'autorité de Hoffmann soit décisive dans ce cas, quand on réfléchit, 1°. qu'il n'a examiné ces eaux qu'après avoir été

trans-

transportées dans un pays fort éloigné. Ainsi, supposé qu'on lui ait fourni de véritables & fidelles eaux de Schwalbach & de Spa, il est cependant certain qu'elles doivent avoir été plus ou moins altérées selon que le tems, auquel on en a rempli des bouteilles, a été plus ou moins favorable, selon que les bouteilles, ont été plus ou moins exactement bouchées, selon la température de l'air au tems du transport. 2°. que c'est l'eau du pouchon, que l'on transporte ordinairement & il paroit assez que ce n'est l'eau d'aucune des autres sources, que le sçavant Professeur a examinée & comparée à celle de Schwalbach. Mais il s'en faut bien que le pouchon soit la source de Spa la plus spiritueuse.

§. 9. EN effet si nous accordions gratuitement à Hoffmann que l'eau de Schwalbach fût plus spiri-
tueu-

tueuſe que le pouchon , ce ne ſeroit pas au préjudice de la fontaine de geronſtere ; cette ſource reconnuë unanimement par tous les connoiſ-ſeurs pour être l'unique de ſon eſ-pèce ſurpaſſe infiniment & par la quantité & par la qualité le prin-cipe ſpiritueux de pouchon, auquel d'ailleurs elle reſſemble ſi peu qu'il n'eſt pas poſſible qu'elle ait cette reſſemblance avec l'eau de Schwal-bach, que cet Auteur remarque en-tre celle - ci & celle de Spa, c'eſt-à-dire le pouchon.

§. 10. J'AI ſuppoſé que nous accordions gratuitement à Hoff-mann que l'eau de Schwalbach ſur-paſſe celle du Poubon par le prin-cipe ſpiritueux ; car toute la preu-ve de cet Auteur conſiſte en ce que le peſe liqueur s'enfonce moins dans l'eau de Schwalbach que dans celle du pouchon , ce qui eſt une expé-rience bien équivoque, puisque cet

eſ-

effet peut arriver non-seulement par la pésanteur de l'eau & par l'action des esprits élastiques, comme le suppose Hoffmann, mais encore par la mobilité des parties aëriennes & par les bulles d'air, qui s'échappent toujours de l'eau Minérale & qui s'attachent plus ou moins abondamment, ou plus ou moins promptement au pese-liqueur, avec lequel elles font une masse commune, devenuë par là spécifiquement plus légère & s'enfonçant moins par conséquent dans le liquide, comme je le démontrerai au CHAPITRE VII. *Ces remarques suffisent pour prouver la nullité de la décision de* Hoffmann *dans la comparaison des eaux de* Schwalbach *avec le pouchon, comme les remarques précédentes* (9.) *font conclure que l'eau de geronstere est de beaucoup supérieure à celle de* Schwalbach.

§. II.

§. 11. QUOIQU'APRE'S ces é-
claircissemens on ne puisse douter de
la vertu supérieure des eaux de
Spa, j'affermirai mes preuves par
le sentiment d'un juge competent
& supérieur à toute autre autre
autorité; c'est celui du grand Boerhaave, qui ne peut avoir manqué
d'étudier les différentes qualités des
eaux Minérales, dont il faisoit
tant de cas; ce sçavant homme,
ce praticien suivi de toute l'Europe, & qui auroit pû étre également porté pour d'autres eaux Minérales, comme pour les notres,
s'il l'eut été moins pour le mérite,
n'en a-t-il pas fait suffisamment
l'éloge, lui qui dans des ouvrages
faits pour tous les climats de l'univers, n'en recommande jamais
d'autres particulièrement ?

§. 12. Il ne faut pas s'imaginer
que tout ce qui regarde la connoissance & la pratique de ces eaux

ex-

excellentes foit épuifé. Il s'en faut bien que j'applique à ce fujet ce que dit la Bruyere, *que* tout eft dit & *que* nous venons trop tard. J'ofe même avancer à la confufion de ceux, qui ont pratiqué ces eaux & d'autres, intereffés à leur réputation, que non feulement l'analyfe, qu'on en a faite, & l'explication, qu'on a donnée de plufieurs phénomènes, font fouvent vicieufes, ou infuffifantes; mais que l'application même, qu'on en fait au corps humain; les effets, qu'elles produifent; le choix, que l'on doit faire des différentes fources par rapport aux différens tempéramens & aux différentes incommodités; encore moins les caufes & les manières, dont elles agiffent, ne font guères bien démontrées.

§. 13. JE ne prétens pas, au refte, donner ici un traité complet; c'eft feulement un coup d'effai, où
je

je tâche de réduire fous un point de vuë, en fuivant une méthode fimple & proportionnée à la capacité d'un chacun, ce qui a été dit de meilleur dans les différens traités des eaux de Spa. Je prens de divers traités fur d'autres eaux Minérales, ou fur des fujets, qui y ont rapport, ce que je crois pouvoir me convenir; n'y ajoutant du mien, que lorsque cela me paroit néceſſaire.

§. 14. JE ne fuivrai pas la méthode analytique, comme on fait ordinairement, non que je veuille négliger l'analyſe; je la ferai fervir à confirmer les règles, que j'établirai. „ La voie ordinaire eſt tout au moins embarraſſante pour ceux, qui ne font pas du métier. On lira par exemple que les eaux Minérales fe changent en noir par les noix de galle, les feuilles de thé de chêne, & l'eſprit doit reſter en

fussuspens jusqu'à ce qu'on infere de cette expérience qu'elles contiennent du fer. On parleroit d'une manière plus commode à la plupart des lecteurs, si l'on disoit que ces eaux contiennent du fer, ce que l'on prouveroit ensuite pas l'observation, l'expérience & le raisonnement. Les logiciens nomment cette méthode synthetique; elle est conforme à la règle de Mr. Boerhaave, *que je traduis de cette sorte;* celui, qui enseigne, doit procéder du général au particulier, lorsqu'il explique des découvertes; comme pour inventer il a fallu procéder du particulier au général. §. 31. des instituts.

§. 15. JE divise cet ouvrage en théorie & en pratique. C'est le plan, que le bon ordre exige. Je traite prémièrement des élémens des corps, de l'origine & de la diversité des fontaines, matières, qui

qui ne touchent les eaux de Spa que comme des généralités. Dans la partie pratique, avant d'en venir à ce qui ne regarde que la pratique des eaux strictement, je parle du méchanisme du corps humain, des fonctions de l'ame, des maladies de l'ame & du corps & de quelques maladies particulières. Je ne crois pas avoir fait violence à ces matières: si les Médecins & les Philosophes les trouvent déplacées, elles ne le font pas pour ceux, qui, sans être versés dans les sciences naturelles, veulent profiter de cet ouvrage. Un traité sur des eaux Minérales doit servir à plusieurs fins; les digressions, qui ont quelque rapport au sujet, doivent y être permises comme ailleurs; & je suis persuadé que personne ne doute que les matières, que je viens de citer, ne soient d'une grande nécessité pour la connoissance

ce & la pratique des *Eaux Miné-*
rales. Si je cite des traits d'*Hi-*
stoire, qui peuvent perfectionner,
ou embellir ce traité, & si je
m'efforce de rendre quelques endroits de ce livre curieux & amu-
fans, c'est par ce que je suis dans
la pensée qu'il y a pour le moins autant de personnes, qui lisent de
pareils ouvrages pour un simple
passetems que pour une étude sérieu-
se, de sorte qu'il est vrai de dire
ici avec Horace,

Omne tulit punctum, qui miscuit utile dulci,
Lectorem delectando, pariterque monendo.

De Art. Poet.

§. 16. QUANT aux defauts &
à la perfection ultérieure de l'ouvrage, le tems y pourvoira, je ne dis-
continuerai pas d'y travailler &
j'attens confidemment des personnes
entenduës des avis & des jugemens
sur le bon & sur le mauvais de
mon traité; étant toujours charmé
de

de déférer à des sentimens plus précis que les miens, en attendant je pense après Quintilien,

Quæ præsenti opusculo desunt, suppleat ætas; non enim differendum est tirocinium in senectutem: nam quotidie crescit metus, majusque fit semper, quod ausuri sumus: & dum deliberamus quando incipiendum, incipere jam serum fit, quare fructum studiorum viridem & adhuc dulcem promi decet, dum & venia & spes est & paratus favor & audere non decet.

§. 17. AFIN que ceux, qui voudront se faire une Bibliothèque d'Auteurs sur les Eaux Minérales, en aïent d'autant plus de facilité & que l'on voie ce que je puis en avoir emprunté, je vais donner la liste de ceux, qui m'ont servi pour composer cet ouvrage, prémièrement des traités sur les Eaux de Spa.

1º. HENRICI AB HEERS SSᵐⁱ. *Princ. Ferdin. Elect Colon. Princ. Leod. Medici cubicularii Spadacrene*, Leodii 1635.

IL paroit des l'Epitre Dédicatoire que la prémière edition a été faite en 1605, après laquelle il y en a eu plufieurs en Latin & en François, nous en avons une avec des notes du célébre MR. CHROUET, qui porte ce titre.

2º. SPADACRENE, ou Differtation Phyfique fur les Eaux de Spa, par H. DE KEERS, D. en M. nouvelle Edition revuë, corrigée & augmentée de notes Hiftoriques & Critiques, par M. W. CHROUET, D. en M. à *la Haye* 1739.

3º. H. AB HEERS &c., *deplementum fupplementi de Spadanis fontibus, five vindiciæ pro fua Spadacrene &c.* Leodii 1624.

4º. OBSEVATIONES *Medicæ oppido raræ in Spa & Leodii, Animadverfæ &c. Auctore* H. AB HEERS, *Leodii* 1630.

MR. CHROUET a traduit celles de ces Obfervations, qui regardent les Eeaux de Spa, & il les a jointes à la nou-

nouvelle Edition, qu'il a donnée du *Spadacrene.*

5°. TRAITÉ des Eaux de Spa &c. par le SR. EDMOND NESSEL D. en M. Se vend à *Spa* & à *Liege* 1699

6°. IL a paru un mandement badin sur une feuille avec un Chronographe, qui désigne l'an 1711. ou la liberté, qui règne à Spa & la manière, dont on y vit, sont énoncées par des lois burlesques & divertissantes, cette feuille a été reimprimée en 1752 par DESOERS Libraire à *Liége* & à *Spa*, en tems de saison.

7°. APOLOGIE des Eaux de Spa, par MATTHIEU NESSEL D. en M. à *Liége* 1713.

8°. LA connoissance des Eaux Minérales d'Aix - la - Chapelle, de Chaud-Fontaine & de Spa &c. par W. CHROUET, D. en M. à *Leide* 1714.

LE même seconde Edition, à *Liege* 1729.

9°. DESCRIPTION du magnifique présent, que S. M. L'Empereur de la Grande Russie, a fait au Magistrat de Spa, en reconnoissance de ce que par le secours de leurs Eaux il a obtenu

B 2 l'enl'entier recouvrement de sa santé en 1717. *Liége*.

10°. DISSERTATIO *Medica inauguralis de aquis Spadanis, quam eruditorum examini submittit*, PHILIPPUS LUDOVICUS DE PRESSEUX, *Leodius ex Theux*. Lugd. Batav. 1736.

CETTE Dissertation a été réimprimée à *Leide*, la même année sans aucun changement, sinon qu'on y a ajouté une declaration de M. CHROUET, qui a pour titre.

11°. DECLARATION de MR. CHROUET, D. en M. à Olne, au sujet du transport des Eaux de Géronster, 1736.

12°. J'AI traduit la même Dissertation (n°. 10°.) avec le titre suivant.

DISSERTATION inaugurale sur les Eaux de Spa, soutenuë à *Leide* le 7. *Aoust* 1736. par MR. P. L. DE PRESSEUX, traduite du Latin & augmentée &c. par J. P. LIMBOURG, D. en M. à *Spa* chez G. DELERU Apoticaire à l'*Autruche* 1749.

13°. DEMONSTRATIONS de l'utilité des Eaux Minérales de Spa, par MR. le Doct. & Asses. LEDROU, à *Liége* 1737.

14°.

14°. Amusemens des Eaux de Spa, en 2 tomes à *Amſterdam* 1740. la prémière Edition eſt de 1734. la deuxième de 1735.

15°. Observations choiſies ſur les Bons & Mauvais uſages des principaux remédes, par R. Zaff M. &c. augmentées des Obſervations Hiſtoriques de Mr. P. L. de Presseux, D. en M. ſur les Bons & Mauvais uſages des Eaux Minérales de Spa, addreſſées à l'Auteur, à *Liége* 1746.

Il y en a une nouvelle Edition Latine intitulée, R. Zaffii *M. D. Synopſis obſervat. &c.; accedunt obſervat. Medicæ* P. L. de Presseux, *de Aquis Spadanis*, Lugd. Batav. 1751.

C'est une ſimple traduction à l'égard des Eaux de Spa, ſinon qu'à l'article du Mars, Mr. Zaff, a un peu changé & y a ajouté quelques cas de pratique de ces Eaux.

16°. D. Gottlob Caroli Springsfeld, *Medici aulici Saxo-ducalis &c. iter medicum ad thermas aquis granenſes & fontes Spadanos &c.* Lipſiæ 1748.

17°. Principes contenus dans les differentes ſources des Eaux Minérales

de

de Spa, par N. Th. le Drou D. en P. & M. à *Liége* 1752.

18º. Ce sont là tous les Auteurs, que j'ai suivis sur les Eaux Minérales de Spa, je ne crois pas qu'il soit inutile de citer ceux, que je n'ai sçu me procurer, cela servira toujours à ceux, qui voudront les chercher & l'histoire de nos eaux en sera plus complette.

1º. Le plus ancien des Auteurs sur les Eaux de Spa, est au rapport d'Ab Heers, Gilbert Lymborch, que je regarde pour le même que celui, qui est cité, mais écrit différemment, dans différens auteurs; Limborch, Lemborgh, par Chrouet; Limbourg par Bresmal; Limborth par Mr. Springsfeld, ses ouvrages cités dans cet Auteur sont Gilbert Limborth *de acidulis, quæ sunt in sylva arduenna juxta vicum Spa*, Antwerp. 1559.

Le même traduit en François, à *Liége* 1577.

2º. Gilbert Philareti *comment. de fontibus ardennæ & potiss. Spadanis*, Antwerp. 1559. qui pourroit bien être le même que le précedent,

com-

comme l'a ſoupconné MR. SPRINGS-
FELD.

3°. PHILIPPPE GHERING, ou
GHERINX & THOMAS DE RYE,
le prémier couſin & l'autre le beau-pè-
re D'AB HEERS ont enſuite écrit ſur
le même ſujet, je ne trouve pas le titre du traité de GHERING ſi non celui des éditions avec un commentaire.

P. GAERINGII *fontium acidorum
pagi Spa & ferrati tungrenſis deſcriptio è
gallica Latinè faƈta a* T. RYETIO,
Leodii 1592.

LE même en François.

DESCRIPTION des fontaines acides de Spa augmentée par T. RYE-
TIS, ou plutot DE RYE, *Liége* 1592.

CELUI CI eſt apparemment le même.

T. RYETII *obſervationes in deſcrip-
tionem* P. GAERINGII *de natura & u-
ſu fontium acidorum pagi Spa & tungrenſis*, Leodii 1592.

4°. JOACH. JUNII *aquarum Spada-
narum gryphi, ſeu ænigmata &c.* Lovanii 1614.

5°. VAN HELMONT a auſſi écrit ſur
les Eaux de Spa, dont il dit d'avoir

B 4

di-

diftillé le pouhon & la fauvenière, dans fes *fupplementa* &c.

6°. Lud. Nonnii *aquæ Spadanæ præftantia & utendi modus*, Lugd. Batav. 1638.

7°. Lettre de M. Francois dit Basin touchant les Eaux de Spa, à *Liége* 1715.

8°. Georg. Turner *a brief account of the Mineral Waters of Spa &c.* London 1733.

9°. An *account of the Mineral Waters of Spa*, by Henri Eyre, London 1733.

10°. Le manteau, ou la couverture des Eaux de Spa, par Mr. de W * * *, à *Cologne* 1737.

19. Je citerai auffi les auteurs, qui ont écrit fur d'autres Eaux Minérales froides ferrugineufes, qui m'ont fervi pour faire ce traité, j'ai mis un aftérisque (*) devant ceux, qui rapportent l'examen de nos Eaux, pour les comparer avec celles, qu'ils decrivent.

* 1°. Du Clos *Conf. & Med. Reg. &c. Obferv. fuper aquis Mineralibus diverfarum provinciarum galliæ in Acad. Scient.*

Scient. reg. in annis 1670. & 1671. *fa-ctæ* &c. Lugd. Batav. 1685.

2°. HYDROPHILACIUM *novum, seu discursus de aquis salubribus Mineralibus vere novus* &c. *auctore* J. J. F. VICA-RIO *Phil.* & *Med. Doct.* & *Profes.* Ul-mæ Saevor. 1699.

3°. HIDRO-ANALISE des Miné-rales chaudes & froides de la ville imper. d'Aix-la-Chapelle &c. par J. F. BRESMAL, D. en M. à *Liége* 1703.

* 4°. FRID. HOFFMANNI *consil. Reg. Boruss. intim.* & *archiat. Profess.* &c. *Opuscula de aquis Mineralibus ea-rum salutari virtute* & *passim alibi.*

JE me suis servi de l'édition join-te à tous les ouvrages en six tomes *in folio,* sans compter le volume du sup-lément, imprimé à *Genève* l'an 1748.

5. TRAITÉ des Eaux Minérales nouvellement decouvertes au faux-bourg de Ste. Catherine à Hui &c. par MATERNE DEELOYE Med. Art. à *Hui* 1717.

6. AVIS au public, contenant les vertus des Eaux Minérales de Hui &c. par NICOLAS BARBAIX, L. en M. *Liége* 1620.

B 5

7°.

7°. OBSERVATIONS fur les Eaux Minérales de S. C. à Hui par G. DE PAIRE, Med. & Ancien Bgre, *Liége* 1720.

8°. DESCRIPTION des Eaux Minérales acides - ferrigineufes des fontaines de Nivefet, analogues dans leurs principes, &c. par BRESMAL, *Liége* 1720.

* 9°. PARALLELE des Eaux Minérales actuellement chaudes & actuellement froides du diocefe & pays de Liége &c. par J F. BRESMAL, D. en M, à *Liége* 1721.

* 10°. TRAITÉ des Eaux Minérales nouvellement decouvertes au village de Paffy, près Paris &c. par M. MOULLIN DE MARGUERY, Med. de la faculté de Paris, à *Paris* 1723.

11°. DISSERTATIO *Medica de aquis Mineralibus &c. fontis Marimontenfis &c. auctore* H. J. REGA *in univ. Lovani, Med. Doct. & Profeff. primario &c. Lovanii* 1740.

12°. ANALYSE des Eaux Minérales, qui fe trouvent au Chateau Royal de Marimont en Hainaut &c. par S. A. DE VILLERS Doct. Reg. & Profeff.

feff. Roy. en Med. dans l'univerf. de Louvain, à *Louvain* 1741.

13°. Supplément aux traités précedens des Eaux de Marimont &c. par les Doct. & Profeffeurs Rega & de Villers, à *Louvain* 1742.

14°. Les Eaux Minérales de Pougues extrait des Auteurs, qui ont écrit de ces Eaux, par M. D. L. R. Med. ord. du Roi, à *Nevers* 1746.

* 15°. Essai fur l'analife de l'Eau Minérale de la grande Flemale, ou comparaifon de cette Eau avec celles de Spa, à *Liége* 1750.

16°. Traité des Eaux & des Fontaines Minérales de Forges &c. par M. Donnet, D. en M. de la F. de M. à *Paris* 1751.

20. Outre ces Auteurs, qui ont écrit particulièrement fur les Eaux Minérales, j'ai pris diverfes Matières d'autres traités & principalement.

1°. De l'Hiftoire de l'Academie Royale des Siences, depuis l'an 1699. jusqu'à 1744 inclu.

2°. Observations de Medecine de la Societé Roy. d'Edinbourg, fept volumes.

3°.

3°. Des ouvrages de SYDENHAM, de BOERHAAVE, & de ceux, qui les ont expliqués, commentés, &c. & de quelqu'autres Profeſſeurs & praticiens célébres.

TRAITÉ
DES
EAUX MINÉRALES
DE
SPA

PREMIÈRE PARTIE
Contenant
LA THEORIE.
CHAPITRE I.
Des principes & des élémens des corps.

21. **L**ES Philosophes s'étant ap-
perçu que les effets de la
nature ne sont que pro-
ductions & corruptions;
ou que tout n'est qu'augmentation, di-

B 7

mi-

minution, division, ou changement d'ordre dans les plus petites parties des corps, voiant d'ailleurs qu'aucune chose ne se fait indifféremment de tout, & persuadés que la progression à l'infini est une chimère dans la nature; ils ont raisonnablement conclu que les corps sont composés de parties plus simples, qui doivent être bornées à un certain nombre. Ces parties, supposées assez simples pour n'être divisibles par aucun effort de l'art & de la nature, sont connuës sous le nom d'*Elémens*.

22. CETTE matière a paru assez intéressante pour faire naitre un grand nombre de Systèmes à cette occasion. Mais comme ceux, qui les ont formés, n'ont voulu rien emprunter des connoissances, qui n'étoient pas du ressort de leur art, naturellement ils devoient avoir peu de succès. La plupart de Philosophes ont voulu régler le nombre des élémens suivant des qualités sensibles: tous à-peu-près d'accord sur la règle fondamentale, ils ne se font pas moins divisés dans l'application; les uns déduisant le nombre des

é-

élémens de ces quatre qualités fenfibles
du toucher, le *chaud*, le *froid*, le *fec*
& l'*humide*: & fans fe foucier des autres qualités, telles que le *dur*, le *mol*,
le *lumineux*, &c. ils ont établi fuivant
leur façon de penfer, quatre élémens;
l'un chaud & fec, qu'ils ont approprié
au *feu*; un, qui foit chaud & humide,
& c'eft l'*air*; le froid & humide qui
eft l'eau, & le froid & fec, qui
eft la *terre*. Ces quatre élémens a-
voient été pris chacun féparément pour
être l'élément univerfel; mais *Empedo-
cles* les a réunis & ils furent adoptés
par *Ariftote*, qui paroit en avoir reconnu un cinquième fous le nom d'*Et-
her*. D'autres ont établi pour les élémens fuivant les qualités fenfibles de la
vuë, le *lumineux* & l'*obfcur*, le *tranfpa-
rent* & l'*opaque*, &c. le droit de ceux-ci
paroit à-peu-près égal à celui des autres;
ils fe font chanceler réciproquement.

23. C'EST-LÀ ce que la matière des
élémens nous fournit de plus important parmi les anciens. Le fubtil *Des-
cartes* ne s'en eft guères éloigné. Je
ne vois pas que fon fyftème en diffère
autrement que par le plus d'hypothè-
fes

ſes & par le faſte, avec lequel il le propoſe ; j'en appelle à l'analyſe : pour faire comprendre ſa penſée, il ſuppoſe que le Créateur ait formé des cubes, ou des quarrés, dont il ait rempli l'univers ; que ces cubes, par le mouvement, qu'il leur a donné, ſe ſoient briſés en tournant ſur eux-mêmes. Il ſuppoſe 1°. que les coins ſeparés de ces cubes forment un élément 2°. que la pouſſière impalpable, que ces cubes doivent produire en ſe briſant, faſſe encore un élément. Et 3°. que les milieux des cubes arrondis faſſent un troiſième. Il fait le prémier élément de la pouſſière impalpable, c'eſt la *matière ſubtile* ; les petites boules, qui proviennent de l'arrondiſſement des cubes font le ſecond élément ; il en fait la *lumière*. Les angles briſés de figure irrégulière font le troiſième élément, & c'eſt de celui-ci qu'il compoſe les corps groſſiers. Une différence que je remarque entre ce ſyſtème & celui des anciens, c'eſt que ceux-ci ont bati ſur des qualités, qu'ils ont cruës eſſentielles ; & que *Deſcartes* a fondé les ſuppoſitions ſur la nature même des corps,

tel-

telle qu'il se l'est imaginée. Au reste l'on approprie son systéme à trois genres de corps dans le gout de ceux, qui ont réglé les élémens suivant les qualités sensibles : car l'on suppose qu'un des trois élémens soit *transparent*, le second *lumineux* & le troisième *opaque*.

24. Les chymistes trop passionément prévenus en faveur de leurs opérations se sont imaginés qu'il n'y avoit de vrai moyen pour connoitre les élémens que la distillation, qui leur fournit 1°. une matiére subtile & active, qu'ils ont nommée *l'esprit*, ou le *mercure*. 2°. de *l'eau*, qu'ils connoissent sous le nom de *phlegme*. 3°. de *l'huile*, dont la partie dite élémentaire est connuë sous le nom de *souffre* ; les chymistes philosophes la nomment le *principe inflammable*, ou *phlogistique*. 4°. du *sel*. & 5°. de la *terre*, ou *la tête morte*. Quoiqu'il n'y ait pas d'art, qui influë d'avantage sur la connoissance des élémens que la chymie, ses partisans un peu raisonnables conviendront 1°. que leur art ne donne pas ses produits simples, mais composés, souvent méme alterés par le feu, telle-

lement qu'il faut de plus un raifonnement fondé fur l'obfervation & l'expérience pour démêler ce qui eft élémentaire d'avec ce qui ne l'eft pas. 2°. la chymie ne peut fuffire pour examiner les corps fubtils, comme l'air, le feu, la lumière, &c.

25. JE ne rapporte ces différentes opinions que pour donner une teinture de l'hiftoire des élémens. Car je ne m'occuperai pas à refuter des hypothéfes, qui tombent d'elles-mêmes, dans l'efprit de ceux, qui jugent fans prévention. Mais je donnerai l'ébauche d'un fyftème, lequel s'il ne donne donne pas au moins quelque émulation, je veux bien que l'on regarde pour inutile.

26. 1°. LA divifion des corps dans des parties plus fimples ne paroit pas devoir s'étendre jufqu'à l'infini; car fi cela étoit, ils feroient compofés d'un nombre de parties infini, ce qui revolte le bon fens. 2°. l'art & la nature ne peuvent divifer les corps à l'infini. De ces deux propofitions la doctrine des principes & des élémens fe produit naturellement (Voyez le §. 21.)

§. 27.

§. 27. L'ON a, je crois, de tout tems entendu par le mot d'élémens, les corps les plus simples, que l'on puisse connoître, qui ne soient divisibles ultérieurement ni par l'art, ni par la nature (§. 21.)

§. 28 LES Peripatéticiens enseignent que les élémens sont composés de la matière & de la *forme*. Je ne m'en éloigne pas, si l'on entend que des particules de la *matière* jointes, ou *formées* ensemble, constituent un élément. En effet quoique nous ne puissions diviser les élémens, il y a bien de la vraisemblance qu'ils sont composés de plus petites molécules combinées & arrangées sous une même *forma*. Ces dernières molécules sont les *Atomes*, ou les *Principes* des corps, ou la *matière*; tous ces mots peuvent désigner la même chose.

§. 29. LES *Atomes* sont donc les plus petites parties des corps, indivisibles, si ce n'est par la toute puissance; encore paroit-il qu'ils ne peuvent être réellement divisibles à l'infini (§. 26.) malgré les subtils raisonnemens de l'école. *Epicure* a été un des plus

grands

grands partisans de la doctrine des A-
tomes, qu'il a renouvellée & étenduë
considérablement.

§ 30. La chute des corps dans le
vuide d'air, ou il n'y a pas de résisten-
ce sensible, comparée à la différente
vitesse, avec laquelle ils tombent dans
l'air, me paroit être une preuve assez
plausible de la réalité des atomes. Car
toute sorte de corps tombe dans le
vuide avec une égale vitesse, ce qui
prouve une force gravitante proportionnée aux masses. Or tous les corps
sensibles, même les plus simples, différent par la pésanteur specifique, c'est-
à-dire qu'ils n'ont pas une force gravitante proportionnée aux masses. Car
une masse d'eau, de terre, n'a pas la
même force gravitante qu'une même
masse de plomb. Donc il suit que ce
sont les parties insensibles, dont les
corps sensibles sont composés, qui ont
une force gravitante proportionnée aux
masses. Ce sont ces parties insensibles,
que je reconnois pour des *Atomes.*
Cela est incontestable si les pores sont
dans la prémière combinaison de la matiére ; c'est-à-dire, si chaque élément
pris.

pris féparément eft poreux & différemment poreux. Car il feroit poffible
que les élémens fuffent compofés d'un
différent nombre de parties de la matière & qu'ils fuffent fans pores ou qu'ils
euffent précifément les mêmes pores.
Ils contiendroient par conféquent une
même quantité de matière fous un même volume, & ils feroient d'une égale péfanteur fpécifique. Mais outre
qu'alors il faudroit que la gravité fpécifique des corps naturels différât à proportion des pores, qui fe font dans les
parties fenfibles, ce qui paroit contraire à l'expérience, cela paroìt d'ailleurs très-peu vraifemblable.

PAR-LA' il eft démontré que la gravité, ou la péfanteur des corps doit
répondre à la quantité de matière &
que les élémens font compofés de la
matière, ou de prémiers principes (§.
28, 29.); ce qui n'eft pas un fyftème
nouveau; c'eft tout au plus rendre
probable une ancienne opinion, fou-
tenuë, quoique fouvent inconfideré-
ment, par le plus grand nombre des
Philofophes tant anciens que modernes.

§. 31.

§. 31. Ces Atomes ayant tous une quantité de péſanteur rélative aux maſſes, il paroit qu'ils ſont auſſi de même nature, ou de même matière. Car il ne ſemble pas que des matières différentes puiſſent être deſtinées aux mêmes proprietés dans le même degré.

§. 32. Il ſemble auſſi qu'il ſeroit inutile que les atomes fuſſent de différens volumes; outre que l'on peut croire d'ailleurs que les plus petites parties des corps ſont de la plus grande ſimplicité poſſible.

§. 33. Et comme tous les liquides & les ſolides rendus fluides par la fuſion tendent toujours à prendre une figure ronde, & que cette figure ſe manifeſte d'autant plus que la diviſion eſt plus ſubtile, il paroit que les plus petites parties des corps ſont ſphériques, ou rondes. C'eſt auſſi la figure la plus parfaite & qui contient le plus de matière ſous la même ſurface, ce qui s'accorde avec l'idée, que l'on a de la nature des atomes.

§. 34. Si donc il eſt permis d'établir une hypothèſe, ſans s'y arrêter ſérieuſement, quoiqu'elle ne ſoit pas une fiction, mais un ſyſtème

fon-

fondé fur l'expérieuce , je dis

1°. Que les Atomes font ronds, tous de même matiére, d'un même volume, de même gravité, tout-à-fait folides & fans pores.

2°. Que les différences des élémens proviennent de la différente quantité, de la différente diftance réciproque & du différent arrangement des atomes, dont ils font compofés.

§. 35. Le nombre des élémens doit être proportionné aux limites de la divifibilité des corps par l'art & la nature. C'eft la régle & le point de vuë, qu'il ne faut pas quitter. Pour rendre cette doctrine exacte , il faudroit examiner tous les corps par des procédés chymiques ; il faudroit examiner les plus fubtils produits de cet art & tous les corps , qui ne peuvent y être foumis , par d'autres expériences , par l'obfervation, par la confidération des attributs & des qualités de ces corps. Il faudroit réunir tout ce qui milite en faveur de la qualité élémentaire de certains corps ; il faudroit recueillir tout ce qui feroit contraire à leur établiffement ; enfin il faudroit fans préjugé,

a-

avec difcernement , pefer le pour &
le contre & n'admettre aucun fyftème
qu'autant qu'il paroit vrai par de folides raifons & qu'aucun effet connu
dans la nature , qu'aucune expérience
& qu'aucun raifonnement bien fondé,
n'y contredifent.

§. 36. Je procéde par exemple de
cette forte pour connoitre fi les différences des fels dependent de différens
principes falins. Je fais attention à ce
que les chymiftes réduifent toutes les
matières falines en *acides* & en *alcalis.*
Je vois que les acides des plantes,
comme le vinaigre , font corruptibles
& que la pourriture les change en al-
kalis ; je conclus que l'acide du vinaigre n'eft pas un élément , ou qu'il eft
mélangé. J'obferve dans tous les acides végétaux, leur gout, leur odeur;
l'effet qu'ils font avec les matières
bleuës de certaines plantes; leur effer-
vefcence avec les matières alcalines,
terreftres, metalliques; l'action de ra-
molliffant à l'égard des os; l'agacement
des dents ; enfin je ne remarque dans
les différens acides végétaux aucune
différence, qui ne paroiffe provenir du
dif-

différent mélange d'autres corps. Je
vois que les qualités, qui paroiſſent
les plus eſſentielles à la nature acide
des végétaux, ſont les mêmes que celles des acides minéraux, du moins que
tous ne différent que par peu de caractères. Je vois de plus que les acides fixes deviennent facilement très
volatils; on en a un bel exemple dans
l'acide vitriolique, dans l'acide de l'a-
lun, dans celui de ſouffre, l'éther de
frobenius; il eſt très certain que ces
différens produits ne ſont qu'un même
acide différemment allié avec d'autres
corps. Je conclus que tous les acides
tirent leurs qualités propres d'un même principe & que les différences, que
nous y remarquons, proviennent d'autres corps étrangers à la nature acide.
Je paſſe à l'examen des alcalis. Je remarque que les principales qualités
communes aux alcalis fixes & volatils
témoignent que le principe, par lequel ils ſont des alcalis, eſt le même
dans les deux eſpéces. Ils font l'un &
l'autre efferveſcence avec les acides;
ils verdiſſent les teintures bleuës de
violettes, de tourneſol, &c. Je re-

C

mar-

marque que l'alcali, qui eſt dans les cendres brulées, devient alcali volatil dans la végétation de certaines plantes, comme dans la moutarde. La pourriture réduit l'alcali fixe des plantes en alcali volatil. Les matières alcalines, ou alcaleſcentes, qui ne ſont propres qu'à donner de l'alcali volatil, comme l'urine, le fumier, ſont également utiles pour faire produire les plantes, qui contiennent de l'alcali fixe, comme pour celles, qui ne donnent que de l'alcali volatil. De ces remarques je me réduis à admettre deux corps ſimples dans les ſels, un ſeul acide, un ſeul alcali. Mais tous les deux ſont-ils des élémens ? 1°. l'expérience nous apprend que les diſſolutions des alcalis laiſſent précipiter une matière terreſtre. 2°. l'obſervation nous apprend que l'atmoſphére eſt impregnée d'un acide & rien n'y démontre l'alcali. Cependant nous voions l'alcali fixe ſe former dans l'air ſur des matières abſorbantes. Le nitre de muraille paroit bien devoir ſon origine à la terre abſorbante du platre, ou de la chaux, diſſoute & réduite en ſel par

l'al'acide aërien , le vent s'étant mis au nord la nuit du 29. au 30. 7bre. de cette année 1752. j'ai remarqué le 1. 8bre. sur du ciment appliqué le jour auparavant une effleurescence saline, qui étoit du vrai nitre de muraille. Il ne s'en étoit point formé les jours précédens quoiqu'on eut appliqué du pareil ciment avec les mêmes conditions, à cette différence près que le tems n'étoit pas serein & que le vent n'étoit pas de nord, apparemment que ce vent nous fournit l'acide aërien plus abondamment, si ce que je viens de dire de l'origine du nitre de muraille est véritable, qu'y a-t-il à balancer sur la production des autres alcalis? de la quel doute reste-t-il touchant la terre, qui se précipite chaque fois que l'on dissout un sel alcalin? de sorte que je me range du parti de ceux, qui regardent l'acide pour le prémier principe salin. Mais cet acide est-il lui-même un corps élémentaire? je ne connois point d'expérience, qui ait jamais produit une matière acide d'aucun corps, qui ne contint pas de principe salin, la violence du feu, l'action de

C 2　　　l'air,

l'air, la penetration de l'Eau, ni aucun effort de l'art que je connoiſſe, ne ſont jamais parvenus à changer en acide ni la terre, ni l'eau, ni aucun corps, excepté ceux, qui contiennent une matière ſaline, d'où j'infere que l'acide eſt un élement; & je le croirai jusqu'à ce que l'on vienne à demontrer le contraire, les obſervations rapportées dans cet article ſont des preuves de plus pour le ſyſtème des changemens des acides en alcalis & de la volatiliſation des ſels fixes donné dans *l'Hiſt. de l'Acad. Roi. des Sciences*, année 1717.

§. 37. Apre's avoir ainſi raiſonné ſur la plupart des corps, je conclus ſelon mes idées qu'il y a ſix élémens, qui ſont le *feu*; l'*air*; le principe *ſalin*, ou l'*acide*; le principe *inflammable*, ou ce qui peut prendre feu; l'*Eau* & la *Terre* : mais cette matière eſt toujours fort douteuſe, & je me flatte ſi peu d'avoir determiné juſte, que je ſerois faché d'induire qui que ce ſoit à m'en croire ſur ma parole.

§. 38. La méthode commune de definir le nombre des élémens n'eſt pas

fi ftriĉte, l'on fuit ordinairement celle
des peripateticiens & lorsqu'il s'agit
d'analyfe on préfére celle des Chymiftes, dont les modernes reconnoiffent
pour élémens les corps, qui font tellement fimples, que leur art ne puiffe
les decompofer du moins facilement &
évidemment; fuivant cette règle l'on
rapporte aux élémens le *feu*, l'*Air*,
l'*Eau*, la *Terre*, le fel *acide*, l'*alcali*,
l'*esprit*, l'*inflammable* & les *principes
finguliers des metaux* : on leur donne le
nom de principes. Cette methode a
fes avantages, fur tout dans la pratique; de forte qu'il convient de la fuivre
dans l'analyfe des Eaux Minérales &c.

CHAPITRE II.

*De l'origine des fontaines en général
avec quelques particularités
fur celles de Spa.*

§. 39. Nous avons différentes opinions fur la manière, dont
fe forment les fontaines, la plupart des

 Phi-

Philofophes imputent à *Ariftote* d'en avoir rapporté l'origine à l'air changé en Eau en fe condenfant dans des creux fouterreins. Je n'examine point fi on ne lui fait pas tort: les Philofophes modernes en aïant reconnu l'abfurdité nous ont donné des nouveaux fyftèmes à ce fujet. L'examen, que j'ai fait de ceux, qui m'ont paru les plus plaufibles, m'a perfuadé que ce n'eft qu'en réuniffant ce qu'il y a de bon dans les uns & les autres, que l'on peut avoir une connoiffance affez exacte de toutes les caufes, qui produifent les fontaines, que je rapporte aux remarques fuivantes.

§. 40. PREMIE'REMENT l'on ne peut douter que les Eaux de pluie ne foient la caufe immediate de quelques fontaines; en effet, il y en a dont les fources tariffent, lorfque les pluies manquent; d'autres enflent & il s'en forme quelquefois des nouvelles après les pluies abondantes.

§. 41. LA fonte des neiges donne auffi naiffance à quelques fontaines, on en a des exemples convaincans dans les montagnes des alpes, où il y

a des fontaines, qui se produisent régulièrement chaque année au commencement de mai & qui tarissent au
commencement de septembre, lorsque
le Soleil n'a plus la force de fondre
les neiges, dont le sommet de ces
montagnes est couvert continuellement.

§. 42. UN troisième principe de
l'origine des fontaines rapporté par
Mr. BOERHAAVE (a) consiste dans
les vapeurs aqueuses, dont l'air, qui
en est toujours impregné, se dechar-
ge par le froid de la nuit, ces vapeurs
se réunissent & paroissent sous la forme de la rosée, elles tombent à terre
par leur propre poids & se multipliant
péu à peu elles forment des gouttes
d'Eau, ce qui arrivant sur les hautes
montagnes, elles descendent & font
des petits ruisseaux, qui grossissent par
une semblable distillation, qui se fait
par toute la surface de la montagne,
lesquelles venant à entrer dans des veines souterreines continuent à descendre & se terminent à la fin au pied
des

(a) El. Chem. Tom. I. pag. 473.
C 4

des montagnes où elles forment de fontaines.

§. 43. LES sources peuvent aussi se former des vapeurs souterreines, qui s'élevent des amas d'Eau contenus dans le sein de la terre: ces amas d'Eau, de quelque cause qu'on suppose qu'ils parviennent dans le sein de la terre, sont incontestables; la terre a une certaine chaleur, qui doit élever l'Eau en vapeurs vers la surface ; ces vapeurs condensées vers le sommet par la froideur, ou par des rocs, ou par d'autres matières dures, y produisent une quantité d'Eau, laquelle trouvant vers quelque pente des ouvertures, ou des matières propres à la laisser filtrer, comme du sable, doit s'y écouler & descendre par son propre poids jusqu'à ce qu'elle puisse sortir à la surface de la terre & y paroitre en forme de fontaine.

§. 44. PLUSIEURS fontaines, qui sont salées & sujettes au flux & au reflux, ou qui coulent pendant la tempéte, paroissent venir de la mer immediatement.

§. 45. L'ON voit plusieurs fontaines
gros-

groſſir, baiſſer & tarir ſelon l'état des ruiſſeaux & des rivières voiſines, d'où l'on doit conclure qu'elles naiſſent immediatement des fleuves, des rivières, de ruiſſeaux.

§. 46. JE crois que la règle la plus plauſible pour determiner de laquelle de ces cauſes proviennent les fontaines, c'eſt que le cours de celles, qui naiſſent des Eaux de pluie, de la fonte des neiges, des vapeurs de l'air, de la mer, ou des rivières voiſines, eſt inégal, & quelquefois intermittent, repondant aux cauſes, dont elles dependent : celles, qui proviennent des vapeurs ſouterreines aïant une cauſe uniforme & toujours égale, doivent conſtamment couler dans la même proportion; car l'évaporation des Eaux ſouterreines doit être d'autant plus égale & plus uniforme que la chaleur en eſt plus conſtamment égale, ainſi comme il n'y a presque jamais de différence de chaleur dans les ſouterreins un peu profonds, il doit s'en élever des vapeurs en une même quantité hiver & été; & les fontaines, qui en réſultent, doivent couler toujours également-

ment,

ment, ou du moins avec une différence très-modique. Cela me paroit conforme aux observations, que nous fourniſſent la ſituation & le cours des fontaines. Au reſte je n'entre pas en lice avec ceux, qui peuvent être d'un autre ſentiment. Je me bornerai à tacher de définir la vraie origine des eaux Minérales de Spa.

§. 47. Les fontaines de Spa ſont plus élevées que la rivière ; elles ne ſont ſujettes à aucun flux, ni reflux, ni aux caprices de la tempéte ; les vapeurs de l'air ne donnent guères d'eau, le peu d'humidité, qui tombe la nuit, s'évapore le jour ſuivant, ou elle eſt emploiée pour l'entretien des plantes ; les eaux de pluie, ou de la fonte des neiges, plus ou moins abondantes n'en font jamais changer le cours & tout ſyſtème, qui feroit dériver l'origine des eaux de Spa de ces deux cauſes, feroit extrêmement forcé ; car quoique du côté, d'où paroiſſent naitre les fontaines de Spa, il tombe de la pluie & de la neige en abondance, les eaux, qui en réſultent, ſervent pour la plus grande partie à faire des torrens,

rens, ou à groffir les rivières; une modique quantité fert à tremper la terre & à faire végéter les plantes; une partie s'évapore; & fuppofé qu'il en tombe fuffifamment dans des crevaffes & des ouvertures fouterreines, il faut de plus fuppofer qu'il y ait un refervoir ou un creux pour la contenir, dont l'ouverture, ou le principe du Canal, qui en conduit l'eau aux fources, foit beaucoup plus élevée que l'endroit des fources. Il faut encore que le principe de ce Canal foit affez bas dans le refervoir & celui-ci affez fpatieux pour contenir toujours fuffifamment de l'eau, qui foit au-deffus du niveau des fources. Or pour l'entretien des fontaines il faut une prodigieufe quantité d'eau & ces réfervoirs gratuitement fuppofés à moins qu'on ne veuille fe les repréfenter d'une capacité également prodigieufe & tels, dont on n'a peut-être jamais découvert de femblables dans la nature, feroient bientôt épuifés & les fources devroient en conféquence tarir pour un tems dans les grandes féchereffes. Et fi la pluie, ou la fonte des neiges, é-

C 6

toient

toient le principe immédiat des fources minérales, feroit-il concevable
qu'elles ne fuffent de beaucoup al-
terées, lorsque par la viciffitude con-
tinuelle du tems il s'y mêleroit de l'eau
tantôt en petite quantité, quelquefois
pendant très-longtems pas une feule
goutte, & quelquefois tout-à-coup en
forme de torrent?

§. 48. Je préviens l'objection du
changement que la pluie peut produire dans les eaux Minérales. J'y répond prémièrement en rétorquant,
que le vent, le degré de chaleur de
l'air & d'autres circonftances peuvent
également y faire du changement. Je
répons outre cela que le tems pluvieux
n'influë qu'improprement fur les qualités des fontaines; ce n'eft point par
l'eau, qui fe mêle aux fources Minérales, puisque fouvent dans les tems
de pluie l'eau refte plus forte que dans
d'autres jours fereins Ceux, qui ont
pris le pouchon l'an 1750. me feront
garans de ne pas l'avoir trouvé trois
jours confecutifs fort piquant quoiqu'il
ait fait pendant tout l'été un tems des
plus fereins; mais on n'a presque pas

eu

eu de vent de nord cette année. L'an 1749. les eaux ont été plus piquantes presque toute la saifon, même après quelques jours de pluie. Les ans 1751. & 1752. elles ont été plufieurs jours de fuite affez fortes quoique d'un tems presque continuellement pluvieux. Mais tout le monde a remarqué même ces dernières années, que la férenité du tems contribue beaucoup à la vertu des eaux & que le tems de pluie efface toujours quelque chofe de leur force. Par quel endroit donc la pluie peut-elle préjudicier aux eaux Minérales? Prémièrement parcequ'alors l'atmofphére eft plus légère & preffe par conféquent moins, ce qui fait que l'air des eaux Minérales fe dégage plus aifément, ce qui ne peut arriver fans qu'il emporte une partie des efprits. Secondement la pluie dépouille l'air d'une partie de fon acide & de là probablement dépend pour une bonne partie l'altération des fontaines.

§. 49. IL ne paroit pas que les eaux Minérales de Spa doivent leur origine à aucune des caufes touchées dans les deux articles précedens. Il ne refte

C 7 donc

donc que le fystème des vapeurs fouterreines, qui paroiffent affez bien é-
tablies, de même que l'évaporation,
qui doit s'en faire uniment, deforte
que les fontaines, qui en font produites, ont un cours regulier, tel que celui des fontaines Minérales de Spa. U-
ne autre preuve qu'elles doivent leur
origine aux vapeurs, c'eft la manière, dont leurs principes font combinés, un acide, qui n'eft, ce femble,
attaché que fuperficiellement au fer &
à l'alcali, ce qui ne paroit pas pouvoir fe faire par une eau coulante chargée du diffolvant, fur quoi je m'en rapporte à l'art pour confirmer cette opération de la nature. J'en donnerai le
procedé au *Chap. de la maniére, dont fe
forment les eaux Minérales.*

§. 50. Le lieu où fe forment les
eaux Minérales de Spa paroit être à-
peu-près au levant; l'on a des raifons
affez fortes pour le prouver à l'égard
du pouchon. 1°. lorsqu'on creufe à
quelque profondeur vers le levant du
pouchon, on fait jour à quelque fource, qui n'en eft pas fort différente.
2°. cela arrive auffi au couchant, ce
qui

qui prouve sa direction du levant au couchant. 3°. ayant creusé autrefois vers le levant de cette fontaine, son eau en fut obscurcie & le Magistrat defendit en conséquence de creuser jusqu'à une certaine profondeur vers cet endroit.

§. 51. LE sort, qui éclipsa le siècle passé la geronstère, paroit indiquer le lieu de sa naissance & la direction de son cours. Sa disgrace est arrivée, suivant que la tradition le porte, en voulant approfondir son bassin, qui é-toit très-modique. Ce travail fit perdre la fontaine, qui s'est réproduite à-peu-près au couchant de la vieille, où elle est à présent. Il me semble de là que son cours est du levant au couchant; car il semble qu'une fontaine, au cours de laquelle il vient un obstacle, se fera plutôt voir dans le terrein contingu suivant son ancien cours que de s'arrêter & se reproduire à une vingtaine de pas plus près de son origine, sur-tout dans le cas, que la plus haute élevation des montagnes vers le levant appuye cette opinion.

§. 52. TOUTES les autres fontaines

nes ont auffi des plus hautes montagnes au levant qu'aux autres côtés , de
forte que l'on pourroit encore préfu-
mer pour affurance d'une uniformité
générale qu'elles prennent toutes nais-
fance vers le même endroit.

Chapitre III.

De la diverfité des fontaines.

§. 53. L'eau eft le diffolvant de toute matiere faline ; elle s'im-
pregne de divers metaux & de Corpufcu-
les pierreux , par lesquels quantité de
matiéres fe petrifient & je doute qu'il y
aie une efpece de corps, qui ne puiffe
donner quelque impreffion à l'eau, qui
ne puiffe même y être parfaitement
diffoute du moins par l'entremife de
quelque fel, dont il eft demontré qu'un
des plus puiffans, l'efprit de vitriol,
eft univerfellement repandu dans l'atmofphére de forte que les milieux, par
lesquels l'eau paffe , n'etant qu'un me
lange de toute forte de corps, elle doit
en

en diſſoudre & trainer avec elle une
certaine quantité, que l'on comprend
devoir être proportionnée à la nature
de ces corps, à la quantité & à l'activité de l'eau, qui agit ſur eux, à l'espace de tems qu'elle communique avec
eux, au degré de chaleur, qui ſe rencontre de part & d'autre & à pluſieurs
autres conditions, auxquelles on me
permettra de ne pas m'arrêter.

§. 54. IL eſt cependant convenable
de faire attention que l'atmoſphére, la
terre, le degré de chaleur, la quantité
d'eau, ſon cours & ſa direction, n'é-
tant parfaitement ſemblables dans aucune partie du monde, il s'enſuit que les
eaux naturelles doivent être différentes
par tout, quoique cette différence ſoit
ſouvent imperceptible.

55. CETTE différence des eaux naturelles conſiſte dans le plus ou moins
de chaleur, ou de fraîcheur, de limpi-
dité, de legéreté ; dans le gout & l'o-
deur ; dans leurs effets ſur le corps humain & ſur d'autres matiéres ; dans
divers phénoménes ſinguliers ; dans
la qualité & la quantité des corps dis-
ſous.

§. 56.

§. 56. L'ON peut rapporter aux chefs suivans les matiéres, qui étant diſſoutes, ou autrement confonduës dans les différentes eaux, en font les caractéres diſtinctifs. 1°. les ſels, qui ſont ou acides, ou alcalins, ou neutres; les ſels neutres, que les auteurs diſent avoir trouvés dans les eaux, font le nitre, le ſel commun, le ſel de glauber, les ſels de ſedlitz & d'ebſom, l'alun, les vitriols, l'arſenic. 2°. les terres & les parties pierreuſes. 3°. les matiéres inflammables, comme le ſoufre, le bitume, l'huile, des eſprits inflammables. 4°. les metaux, le fer, le cuivre, le plomb, l'or, l'argent, l'étain. 5°. divers corps très-ſubtils, ſoit eſprit des végétaux, ou autres, auxquels on peut attribuër certains effets ſurprenans, que produiſent pluſieurs fontaines.

§. 57. PUISQUE les eaux naturelles peuvent être compoſées de tant de principes différens, il n'eſt point ſurprenant qu'elles ayent des vertus fort différentes & quelquefois même oppoſées à celles de l'eau ſimple, mais qui répondent toujours à la qualité & à la quantité reſpective des corps diſſous,

ou

ou à la force, que certains agens leur ont communiquée.

§. 58. JE ne ferai qu'effleurer le détail des diverses fontaines de l'univers & je me bornerai à en rapporter quelques exemples d'après plusieurs auteurs. Il y a des sources d'eau chaude très-célèbres à Aix-la-Chapelle & à Borcet, qui n'en est éloigné que d'un quart de lieuë, où il y a un puits d'eau bouillante, dans laquelle on peut durcir des œufs en fort peu de tems. Je crois que ces eaux font fans contredit celles d'entre les eaux thermâles, dont les vertus fe font le mieux manifeftées par des Cures défefperées de maladies des parties externes. Il y a auffi des eaux chaudes à Bath en Angleterre, à Bade en Suiffe, à Balaruc en Languedoc, à Chau-fontaine à deux lieuës de Liége & en divers autres endroits. Il y en a presque par toute l'Europe d'une fraîcheur agréable ; outre celles, qui font douces & qui fervent aux ufages oëconomiques, il y en a de Minérales, qui font propres pour le rétabliffement de la fanté ; les plus célèbres font celles de Schwalbach, de

Pyr-

Pyrmont, de Selter, en Allemagne; celles de Forges, de Plombières, de Provins, en France; celles de Funbridge, en Angleterre; & celles de Spa au pays de Liége. L'on rapporte qu'il y a une fontaine à la chine, qui est froide dans la partie supérieure & si chaude au fond qu'on pourroit à peine y tenir la main. Il y a une fontaine dans le village de Senlisses, qui fait tomber les dents. L'Amérique a un fleuve, dont l'eau engendre des écrouëlles, qui pendent jusques sur la poitrine. Il y a des eaux à Schwalbach & à Padouë, qui changent en pierre les corps, qu'on y jette. Il y a une fontaine dans la Hongrie, qui change le fer en cuivre, ou plutôt qui dissout le fer & laisse des parcelles de cuivre à sa place. J'ai vû une bouteille de cette eau, qui est verte-bleuë, au collége de chymie de mon célébre Professeur M. *Gaubius.* Je me souviens d'avoir lû qu'il y a un ruisseau à la Chine, dont l'eau sert pour teindre en bleu & un autre d'eau noire, de laquelle on se sert au lieu d'encre. L'on rapporte que quelques fontaines changent

gent par la boiſſon la couleur des cheveux & de la laine. Il y en a, qui
jettent des flammes, qu'on a nommées fontaines brulantes. Il y en a u-
ne de ce genre en Pologne, dont l'eau
eſt clairè; elle eſt remarquable par ſon
bruit & ſon mouvement, qui augmente & diminuë avec la lune. Elle s'en-
flamme comme l'eſprit de vin, lorsqu'on en approche un flambeau allu-
mé. *Pline* rapporte un grand nombre
de fontaines dans tous les genres. Je
laiſſerai préſentement ces généralités
pour en venir plus particulièrement
aux eaux de Spa.

CHAPITRE IV.

De la ſituation des fontaines Minéra-
les de Spa, de leurs noms,
de leurs étymologies & de
leur ancienneté.

§. 59. LES auteurs, qui ont écrit
ſur les eaux Minérales, ont
rarement manqué d'examiner le terrein,

rein, qui les produit. Il faut cependant se donner de garde d'être la duppe des conséquences, que l'on en tire ordinairement. Le point, où les sources se font issuë hors la surface de la terre, n'est pas précisement le terrein, que l'on devroit examiner à ce sujet. C'est celui, ou elles se forment, dont on pourroit légitimement tirer des conséquences par rapport à leurs différentes qualités. Mais il seroit à craindre qu'on ne perdît les sources, dont on voudroit creuser jusqu'à l'origine & souvent il ne seroit pas possible d'y parvenir.

§. 60. CE n'est pas que je sois d'avis de négliger entièrement cet article. Bien loin de là je crois que s'il n'est pas nécessaire, il est tout au moins agréable de connoître non seulement le lieu particulier, où les fontaines jaillissent, mais encore la nature du terrein des environs à une certaine distance.

§. 61. SPA est un bourg du Marquisat de Franchimont au pays de Liége. Ce Marquisat est divisé en cinq bans, qui sont Vervier, Theux, Spa, Sart

Sart & Jalhay: les habitans des deux derniers bans s'appliquent au Labour. La fontaine de Nivefet, qui a eu quelque réputation, eft dans le ban du Sart. Vervier eft une ville affez jolie à deux lieuës & demie de Spa , fort célébre par fa manufacture de draps, qui paroit être à fon comble. Theux eft le chef ban & c'eft dans celui-ci que le chateau du Franchimont eft fitué. Ce chateau & le bourg de theux font éloignés de Spa d'une lieuë & demie. Ce bourg eft affez connu par fon ancien commerce en fer & par fa carrière de beau marbre noir. Le ban de Theux eft contigu à celui de Spa. Il eft fertile en minéraux ; il fournit beaucoup de mines de fer, il en a donné de fouffre, d'étain, &c. Il y a dans ce ban une fource ferrugineufe, qui a été autrefois en ufage, mais que les malheurs du tems ont fait négliger.

§. 62. Spa eft fitué au *Sud-eft* de Liége, dont il eft éloigné de fix lieuës. Il eft fitué au milieu des forêts; & les petites campagnes , dont il eft environné, font terminées de tout côté par

des

des hautes montagnes. Le terrein n'en est pas des meilleurs & c'est à force d'être cultivé qu'il produit des légumes, de l'avoine & du foin en une médiocre quantité: à une très-petite distance il n'est entouré que de bois, de fanges & d'autres terreins incultes. Au levant & au midi en prenant à une demi lieuë de Spa vers Malmendi, Stavelot, &c. c'est une trainée de fanges, qui se ressentent les deux tiers de l'année des rigueurs de l'hiver. Le terrein est fort sablonneux dans les environs de Spa: dans quelques endroits il est propre à faire des tourbes. Les rocs, les cailloux, les pierres de chaux, y sont fort communes. Près de la Sauvenière il se trouve une pierre à crayonner. Quoiqu'on n'y tire pas du fer, on y en voit des indices & je me souviens d'avoir vû au Collége de chymie de M. *Gaubius* de la mine de fer en forme de cubes, ou de dés à à jouër, que M. *de Presseux* avoit trouvée dans le territoire de Spa. Je ne sais si on a tiré du souffre plus près que d'une lieuë de Spa, au ban de Theux. Mais il est si familier avec

le

le fer que par-tout où ce métal se trouve, l'on peut être assuré qu'il s'y rencontre du souffre également. Plusieurs pierres des environs donnent une odeur de souffre. Je me bornerai à ces remarques sur le terrein des environs de Spa & je passe à la situation particulière des fontaines & aux étymologies de leurs noms.

§. 63. LA nature a gratifié les environs de Spa d'un si grand nombre de fontaines très différentes, qu'il semble que son partage depend d'une sorte de profusion. Il n'y en a que six, dont on fasse cas. Ces fontaines sont le *Pouhon*, la *Geronstère*, la *Sauvenière*, la *Groisbeeck*, le *Watroz* & le *Tonnelet*.

§. 64. LE *Pouhon* est situé au bas du marché, ou de la place, à-peu-près au milieu de Spa. Le nom de *Pouhon* paroit avoir été donné à cette fontaine du mot Walon *pouhir*, qui signifie en françois *puiser*, comme si l'on vouloit dire le lieu où l'on puise, parce qu'on y puise tous les jours une grande quantité d'eau soit pour l'usage des étrangers, soit pour les habitans de Spa, dont la plupart font leur boisson ordi-

D

nai-

naire, soit pour en remplir un nombre prodigieux de bouteilles. Cette fontaine sort des fentes des rochers & elle est contenuë dans un bassin, qui contient plusieurs tonnes. Ce bassin est au fond d'une niche couverte d'un dôme de pierres de taille. Elle est ouverte au couchant. Cette fontaine est entourée d'un appui de pierres de taille, à l'entour duquel les buveurs se placent.

§. 65. LA *Geronstère* est situeé dans une forêt au midi de Spa, dont elle est éloignée de trois quarts de lieuë. Elle sort du creux d'un rocher & elle est contenuë, de même que toutes les autres sources, dans un bassin beaucoup plus petit que celui du Pouhon, sur lequel le Comte *Conrad de Bourgsdorff* en reconnoissance du soulagement, qu'il en reçut en 1651, y fit construire une niche de marbre, couverte d'un dôme de pierres de taille soutenu par quatre piliers de marbre rouge. Je ne connois pas l'étimologie du nom de *geronsterre*, ou *geronster*; car on l'écrit des deux façons: je suppose que c'est un mot composé de *geron* & de *sterre*, ou *ster*: *sterre* est un mot trivial, qui signifie en
fran-

françois *fa terre*. Dans tous ces environs il y a plufieurs villages, qui portent le nom de fter, comme le village de *fter*, & ceux de *pepinfter*, *jehanfter*, mots formés d'un nom propre & de *fter*, comme fi l'on difoit, *pepin fa terre*, ou *la terre de pepin*; *jehan fa terre*, ou *la terre de jehan*; de même que dans le mot *geronftère*, *la terre de geron*, apparemment derivé de ce que quelque payfan nommé *geron* aura eu quelque partage dans les environs de la fontaine.

§. 66 LA *Sauvenière* eft à une demilieuë de Spa du coté du levant. Elle a auffi une niche avec un dôme de pierres de taille & elle eft entourée d'un appui, autour duquel les buveurs fe préfentent. Quant à l'étymologie de fon nom, plufieurs la font deriver du mot *Sauerling*, ou de *Saurbrun*, ou *Saurwaffer*, qui font les noms, que les nations voifines donnent en leurs langues aux fontaines acides. Peut-être lui a-t-on donné ce nom d'après la fabine, qu'on nomme auffi *Savinière*, à caufe de la conformité des qualités aperitives de cette plante & de la fontaine. Au refte ces étymologies ne laif-

D 2
fent

ſent pas d'être fort douteuſes. La véritable étymologie eſt peut-être commune à cette fontaine, à une ruë de Liége & à un village du même nom.

§. 67. A trois ou quatres pas de la Sauveniére vers le midi eſt ſituée une fontaine, qui a le nom de fontaine de *Groisbeeck*. Cette fontaine a le derrière de ſa niche poſé dans la montagne & ſon ouverture regarde la Sauvenière. Elle a pris ſon nom du Baron de *Groisbeeck*, qui s'en étant bien trouvé en 1651. y fit batir une niche, au-deſſus de laquelle on voit ſes armes & ſon nom. Cette fontaine eſt communément nommée le *Pequet*, parce qu'on la compare au *genièvre*, que les Walons nomment *Pequet*, & qu'on prétend que l'eau de cette ſource eſt diuretique, c'eſt-à-dire, qu'elle pouſſe par les urines, comme fait l'eau de vie de genièvre. Auſſi l'on en prend aſſez ſouvent un, ou deux verres, après la Sauvenière, pour la faire mieux paſſer; & la plupart ſe louënt de cette pratique.

§. 68. Le *Tonnelet* eſt éloigné de Spa à-peu-près d'une demi-lieuë un
peu

peu à la gauche du chemin de la Sauvenière. Son eau fort d'une terre fpon-
gieufe hors d'un baffin , qui étoit autrefois en forme de *tonneau* fans fond,
ce qui lui a fait donner le nom de *ton-*
nelet. Le baffin à préfent eft quarré
& eft couvert d'une petite niche auffi
quarrée de pierres de taille. Cette niche eft couverte d'une pierre platte,
dont on peut fe fervir en forme de table. La négligence , qu'on a euë de
tout tems pour cette fontaine montre
bien le peu de cas qu'on en fait , quoiqu'injuftement. Il fe peut que le Magiftrat, qui n'en eft en poffeffion que
depuis la dernière faifon & qui l'a ac-
quife d'un particulier par échange, y
donnera plus de foin & la rendra plus
praticable.

§. 69. LE *Watroz* n'eft guères é-
loigné du Tonnelet & il eft encore plus
négligé. Cette fontaine fort des rochers au bout d'une prairie fpongieu-
fe , dont la terre tremblante n'eft pas
de facile accès. Le mot *Watroz* pourroit bien être derivé de *Wa* diminutif
de *Waïr* , qui en françois fignifie *s'en-*
foncer dans l'eau, ou *s'embourber;* & de

D 3 *troz,*

troz, ou *trou*, comme si l'on disoit, un lieu où il y a des trous & où l'on s'embourbe.

§. 70. Il faut monter considérablement pour aller aux cinq derniéres fontaines. Le pouchon n'est pas si élevé; mais il est assez au-dessus du niveau de la riviére, qui en est éloignée de 20 à 25 pieds, pour n'ètre point sujet à se confondre avec l'eau commune, à moins qu'il n'arrive un debordement extraordinaire, tel qu'on l'a vu le 26 du mois d'Avril 1674, que l'inondation fut presque par-tout le bourg de Spa, dont la hauteur sur la place est marquée sur le frontispice de la niche du pouchon par cette inscription, en forme de chronographe,

MarCI postrIDIé aqUa appUL It UsqUé.

§. 71. Il y a encore un peu plus bas une inscription dans le même gout, qui exprime un autre évènement; la voici;

a terræ MotU Longé UberIor, nitidior.

gUs-

gUstUqUé fortIor sCAtU, rIVIt.

c'eſt-à dire, *par le tremblement de terre*
arrivé l'an 1692. l'eau de cette fontaine
eſt devenuë plus abondante, plus claire
& plus forte au gout.

§. 72. PUISQUE nous en ſommes
aux inſcriptions, qui ſont ſur la niche
du pouchon, je n'omettrai pas le vers
& le chronographe en vers, qui ex-
priment les vertus de l'eau Minérale,

Obſtructum reſerat, durum terit,
humida ſiccat,
DebILE fortIfICat, sI ta-
Men arte bIbIs.

c'eſt-à-dire, *l'eau de cette ſource leve*
les obſtruction, broie les matières en-
durcies, deſſêche l'humidité, fortifie les
parties affoiblies, pourvu qu'on la prene
avec règle & meſure.

§. 73. IL n'y a pas de doute que le
Pouhon & la Sauvenière ne ſoient les
plus anciennes des fontaines de Spa;
mais il n'eſt pas également certain laquelle des deux mérite le rang dû à

 l'anl'ancienneté. Le préjugé se déclare pour la Sauvenière. J'avoüe que j'ignore les raisons de cette préférence : cette opinion paroit être fondée sur la prétenduë dérivation de son nom de celui de *Sabinus* Général des Romains, ou sur le rapport que l'on met entre cette fontaine & celle, dont *Pline* a fait la description sous le nom de *fontaine des tongres*. D'un côté les qualités de la fontaine de *Pline* sont tellement générales qu'elles ne conviennent pas moins au Pouhon qu'à la Sauvenière ; & d'ailleurs il sera toujours douteux si on doit la chercher dans les fontaines de Spa. Car le voisinage de Spa à Tongres est un peu long ; & l'endroit, où Spa est situé, de même que tous les environs, n'étoient que déserts & foréts du tems de *Pline*, de sorte qu'il seroit surprenant, qu'on y eût déjà fait alors de suffisantes expériences pour que ce célébre naturaliste en reconnût les vertus. Il y a même à Tongres une fontaine Minérale, qui n'est peut-être pas non plus elle-même celle, dont *Pline* a parlé ; celle-ci est peut-être ensévelie sous les ruines de cet-

cette ancienne ville. Au reste l'on a la déclaration de trois Professeurs de Louvain & de 28. Médecins en dâte du 24. & 25. du mois d'Août 1700, qui porte que la fontaine, qui subsiste aujourd'hui à Tongres, quadre parfaitement avec celle de *Pline* & je n'en suis pas surpris; le peu de qualités que *Pline* a exprimées, conviennent à un très-grand nombre de fontaines. Mais je remets ces réflexions au Jugement du Lecteur & je laisse la matière indécise. J'ajoute seulement qu'à moins que l'histoire n'y contredise il est au moins aussi vraisemblable que le Pouhon ait été connu le prémier, soit que sa découverte ait donné lieu de bâtir dans les environs, soit au contraire qu'y ayant bâti, cela ait donné occasion de le découvrir, ce que je suis plus porté à croire. Au reste l'obscurité de l'extrait généalogique de ces deux sources est un argument de leur ancienneté commune.

§. 74. CE sont-là les deux seules fontaines, qui ayent été décrites avant le tems du célèbre praticien des eaux de Spa, *Henri ab Heers*, qui nous apprend que l'époque de la découverte de la Geronſtère doit ſe rapporter au tems de *De Ryc* ſon beaupère, il y a environ un ſiècle & demi. Selon le même Auteur le Tonnelet paroit avoir été connu au même tems ou peu après. Enſuite on vit ſourdre à un piéd & demi du Tonnelet une autre fontaine nommée le petit Tonnelet, plus piquante & qui purgeoit notablement par les ſelles & la veſſie. Il paroit que de la perte de cette fontaine le Watroz peut bien s'être reproduit. Il n'eſt guères éloigné du Tonnelet & on lui attribuë les mêmes vertus qu'au petit Tonnelet. Le même Auteur écrit que vers l'an 1633. il vint auſſi une autre ſource près de la Sauvenière quatre fois plus abondante, que la prémière, de même goût & de même vertu. Cette fontaine eſt perduë & nous avons en revanche la fontaine de Groisbeeck.

§. 75. La tradition porte que la Geronſtère a été perduë pendant quelques années. Les reſtes de l'ancienne nymphe, qui ſont à une vingtaine de pas de la fontaine moderne, ne laisſent fent pas de doute touchant ce point de l'hiftoire. Quelques uns difent que cette perte a été occafionnée par un payfan, qui béchoit la terre pour un fartage ; mais d'autres affurent avec plus d'apparence de vérité que cette fontaine a été perduë en travaillant à approfondir fon baffin. On l'a retrouvée quelques années après dans l'endroit, où elle eft à préfent, vers le couchant. Cet évènement eft arrivé peu avant le milieu du dernier fiècle, puifque ce fut en 1651. que le Comte de *Bourgsdorff* a environné cette fontaine fa bienfaitrice d'une niche, qui exifte encore à préfent.

CHAPITRE V.

Des Principes des eaux de Spa démontrés par l'analyfe.

§. 76. LES principes contenus dans les eaux Minérales de Spa font l'*eau*, le *fer*, un *efprit acide*, du *fouffre*, du *fel alcali*, une forte de *ter-*

re & de l'*air*. Quelques expériences m'y font soupçonner de plus du *sel marin* & du *sel de Glauber*.

§. 77. Prémièrement elles contiennent de l'*eau* ; cet élément y est assez sensible ; il n'a besoin d'autre démonstration que du sentiment d'un chacun.

§. 78. Les eaux de Spa contiennent du *fer*; on l'y démontre

1°. Par le goût, qu'un chacun nomme ferrugineux.

2°. Par la Couleur pourpre, violée, ou noire, qu'elles prennent avec les astringens végétaux, comme la noix de galle, les feuilles de thé, de chêne, &c. Les expériences chymiques ne permettent pas de doute sur la présence du fer dans un liquide, qui prend ces couleurs avec ces sortes d'astringens. D'où je dois conclure que nos eaux contiennent du fer. La Théorie de ce phénomène sera détaillée au Chap. suivant.

3°. Par les taches, que les sédimens de ces Eaux font sur le linge & que tout le monde nomme taches de fer.

4°.

4°. PAR l'évaporation, qui donne une pellicule à la surface & un résidu, dont une partie, est attirée par l'aimant.

5°. PAR le sédiment que laissent les divers principes de ces Eaux, & dans lequel le fer se demontre & par la couleur jaunâtre, qui est propre aux précipités de fer, & par l'attraction que l'aimant en fait en partie.

6°. PAR la pellicule de diverses couleurs, qui se forme à la surface des fontaines, qui est pour la plus grande partie ferrugineuse, demontrée telle par la couleur, qu'elle a étant séchée, & par l'attraction, qui s'en fait par l'aimant.

7°. PAR les effets sur le corps humain, dont la plupart sont ceux d'un fer subtilement divisé.

§. 79. LES Eaux de Spa contiennent un *esprit acide* en voici des preuves;

1°. LE goût de ces Eaux est en partie piquant, aigrelet, ou acide & plus acide qu'une dissolution de vitriol, ce goût est très sensible dans le Pouhon, la Groisbeeck, &c. la Ge-

ron-

ronſtère l'acquiert par la congelation, qui diſſipe le goût & l'odeur de ſouffre & qui en concentrant les autres princi-pes donne une Eau très ſpiritueuſe, dans laquelle le goût de fer eſt ſenſi-ble, mais le tout eſt dominé par le pi-quant acide : cet acide peut il être l'effet de la gelée, ou plutôt la gelée a-t-elle fait autre choſe que de le ren-dre ſenſible?

2°. Les rots, qui ſurviennent ſur-tout après le Pouhon & même après toutes les ſources, à moins qu'on n'en excepte la Geronſtère, dans laquelle le ſouffre domine, irritent le goſier & les narines à peu près comme ceux du vin de champagne, du vin nouveau, de la bierre nouvelle, enfin de tout ce qui en continuant à fermenter dans l'eſtomac donne des esprits acides, qui produiſent cette ſenſation.

3°. La diſtillation a donné de ces esprits acides. Le célèbre M. Chrouet a retiré une liqueur *aigrette* du Pouhon & en aïant fait la diſtillation dans une cucurbite d'étain, il s'eſt formé dans le Chapiteau un ſel blanc & doux, comme le ſel de Saturne, qui ne pouvoit

voit avoir été formé, pour me fervir
de l'interprétation de cet auteur, que
par l'acide volatil de l'Eau Minérale,
qui aura diffous de l'étain (ou peut-être du plomb, avec lequel l'étain étoit
allié.) Mr. de Presseux a auffi retiré de ces Eeaux une liqueur, qui donnoit une couleur pourpre au fyrop de
violettes, ce qui eft une propreté fin-
gulière aux acides.   Je dois cependant
avouër que quoique j'aie diftillé plufieurs fois des différentes fontaines de
Spa, je n'en ai jamais obtenu le même
fuccés; au contraire le produit de mes
diftillations, faites quelquefois au bain
marie & quelquefois au bain de fable,
n'a été qu'une Eau limpide, fade &
desagréable, & qui changeoit foiblement la couleur du fyrop de violettes
en verd. La promptitude à augmenter
le degré du feu peut bien être la caufe
de cet effet; & j'aime mieux attribuer
la différence du fuccés de nos opera-
tions à la diverfe manière de procéder
que de foupçonner la foi de plufieurs
auteurs, qui paroiffent d'ailleurs fort
fincères.

     4°. Le fer ne fauroit nager invifi-
ble-

blement dans l'Eau fans y être diffout : je n'ajoute pas beaucoup de foi à ce que l'on dit que le fer peut être diffout par l'Eau fimple ; je ne crois le fait poffible qu'autant que l'Eau eft impregnée d'acide, ou que l'air lui en communique. Ainfi les Eaux de Spa, qui contiennent du fer diffout, felon ma penfée contiennent par conféquent un diffolvant acide.

5°. Les aftringens Vegetaux ne précipitent le fer avec les couleurs pourpre, violette, noire, que lorsqu'il eft diffout par un acide, dont ils le dégagent, ce qui prouve encore l'acide dans les Eaux de Spa.

6°. L'on peut prévenir la précipitation du fer des Eaux par un acide plus copieux & plus fixe que leur acide naturel ; & par un même acide l'on peut retablir la folution du fer precipité ; ce qui indique la qualité acide du diffolvant du fer de nos Eaux.

7°. L'on peut fuppléer au fer, qui fe précipite des Eaux, lorsqu'elles font expofées à l'air, en lui fubftituant un autre fer. Car le diffolvant degagé du fer naturel des Eaux ronge & diffout

cet

*et autre fer , de la même manière
que font les acides , de forte qu'une
Eau Minérale expofée à l'air avec une
pièce de fer pendant quantité de jours
prend toujours couleur avec les noix
de galle &c. ainfi l'acide des Eaux a-
bandonne fon prémier objet pour en
diffoudre un autre ; la plaque de plomb,
qui revêt une partie du baffin du Pouhon , m'eft pour cette raifon un peu
fufpecte : j'espère que le Magiftrat
voudra bien l'ôter , comme l'on a fait
dernièrement à l'égard des pierres,
dont on avoit paré le fond du baffin,
qui par une même raifon blanchiffoient
un peu l'Eau de cette fource.

8°. I L refte dans l'Eau , dont le fer
eft entièrement précipité, la vertu de
diffoudre le fer en peu de tems, ce
qui ne peut être attribué qu'à l'acide.

§. 80. L E *fouffre* entre auffi dans la
compofition des Eaux de Spa, on l'y
démontre

1°. P A R l'odeur des Eaux, qui eft
une odeur d'œufs à demi pourris, femblable à celle que donne le *hepar ful-
phuris* , lorsqu'on y ajoute un acide,
d'où je conclus que la même odeur des

Eaux

Eaux depend du souffre : comme dans ce produit chymique, elle est très sensible dans la Geronstère, la Sauvenière, &c. les autres sources la donnent, lorsqu'on les agite fort & en grande quantité ; l'on peut s'en convaincre en se mettant près du Pouhon lorsqu'on le vuide par seaux pour nettoier la fontaine ; il s'en exhale souvent une odeur sulfureuse très marquée.

2°. Par l'odeur de la rubrique & du résidu de l'évaporation, qui en se calcinant repandent une odeur de soufre.

3°. Par la teinture jaunâtre, que j'ai tirée de la rubrique avec l'esprit de vin en procédant selon la méthode de Boerhaave, *El. Chem. Process.* 154.

4°. Par la scintillation de la rubrique & de la pellicule de diverses couleurs jettée sur du fer rougi ; cette scintillation est autre que lorsqu'on y jette de la limaille de fer ; ce qui denote un principe inflammable & qui est demontré sulfureux par les remarques précédentes.

5°. Par l'affinité que le souffre a avec le fer, avec lequel il manque

que

que rarement d'être allié dans la mine.

§. 81. L'*alcali fixe* est demontré dans les Eaux de Spa.

1°. PAR le goût urineux, igné, du sel qu'on obtient par l'évaporation.

2°. PAR son effervescence avec les acides.

3°. PAR la couleur verte, que ce sel donne au syrop de violettes.

4°. PAR la même couleur, que lui communiquent les Eaux mêmes, lorsqu'elles ont été exposées quelque tems à l'air, ou au feu.

§. 82. LES Eaux de Spa contiennent une sorte de *terre;* quelques uns la nomment *terre astringente*, d'autres *terre calcaire*, *terre gypseuse*, *talqueuse* & la plupart *terre seleniteuse*. Je suis assez embarrassé à choisir le nom, qui lui convient. C'est une terre blanchâtre, dure, grinçant entre les dents, comme font le talc, la selenité, les terres cuites. On l'obtient par l'évaporation, par laquelle il s'en forme une pellicule à la surface & une résidu au fond.

§. 83. LES bulles d'air, qui s'échappent, lorsque les Eaux se decomposent; les bouillons des fontaines à la foursource & dans la pompe pneumatique, sont des preuves de l'existence de l'*air* dans nos Eaux Minérales en plus grande quantité que dans l'Eau commune. Cet article est assez essentiel pour n'être pas plus négligé que les précedens.

§. 84. LE sel acquis par l'évaporation a une saveur composée, qui produit différentes sensations : le goût lixiviel, urineux, y domine ; mais celui de *sel marin* semble aussi s'y faire remarquer.

SI l'expérience suivante a été faite avec de l'esprit de nitre pur, on ne peut douter de la présence de ce sel dans nos Eaux.

AU moyen du sel acquis par l'evaporation & de l'esprit de nitre j'ai dissout l'or. Ce précieux métal n'est dissoluble que par l'Eau régale, à moins qu'on n'en excepte un subtil produit de l'art, qui est l'Éther de FROBENIUS, l'Eau regale est un melange d'esprit de nitre & d'esprit de sel commun. Ainsi puisqu'avec le sel des Eaux joint à l'esprit de nitre j'ai fait de l'Eau Régale, je dis que ce sel contient de l'esprit acide de sel commun & il ne se peut

que

que cet acide étant confondu avec sa bafe, l'alcali fixe foffile n'y foit en forme de fel commun.

L'ANALOGIE confirme cette opinion; Mrs. DUCLOS, BOULDUC, &c. ont auffi trouvé du fel commun dans diverfes Eaux Minérales de France.

§. 85. JE n'ai pas d'expérience affez forte pour y faire reconnoitre le *fel de Glauber;* cependant, fi l'on y admet le fel commun, j'ai lieu de croire qu'il eft auffi de la partie; car

1°. UNE partie du fel acquis par l'évaporation a un goût amer, & qui paroit fuivi de fraîcheur.

2°. LA partie faline, qui approche le plus par le goût du *fel de Glauber,* aïant fait l'operation avec une petite quantité d'Eau du Pouhon, fe cryftallife en forme de lofanges fort minces, très amples, transparentes & reffemblant affez à des petits glaçons, aïant les unes quatre, les autres cinq, ou fix angles ; ces caractères font aifément foupçonner le fel de *Glauber.*

3°. PAR-TOUT où l'on a trouvé du fel commun, l'on a remarqué pareillement du fel de *Glauber,* ce qui a
été

été demontré dans *les Mem. de l'Acad. Roy des Scienc.* & à l'égard de l'Eau de la Mer & dans les Eaux de Forges, de Paſſy, &c.

4°. LE ſel de *Glauber* eſt compoſé d'acide vitriolique & d'alcali fixe foſſile; & puisque ces deux principes font prouvés dans nos Eaux, il reſte moins de doute ſur le ſel, qui doit en réſulter.

§. 86. VOICI l'ordre, dans lequel une lente évaporation m'a donné la plupart de ces produits. Prémièrement il ſe forme des petites bulles d'air au fond & aux parois du vaiſſeau, qui augmentent peu à peu en nombre & en volume, ce qui reſſemble aſſez à un tapis de petites perles; ces bulles ne tardent guères à monter à la ſurface de l'Eau, où elles crevent avec une forte d'exploſion, qui fait ſauter une petite trainée d'Eau ſubtilement diviſée à quelques doigts de hauteur. C'eſt le commencement de la décompoſition des Eaux. Par là l'odeur ſulfureuſe ſe perd dans les Eaux, où elle domine, & le gout acidule lui ſuccéde. Les ſources aigrelettes, comme le

Pou-

Pouhon, deviennent plus acides, plus piquantes ; à caufe que le fer en fe précipitant laiffe fon acide libre & plus capable de donner un goût de fa nature.

§. 87. Lorsque les bulles fe font beaucoup multipliées, l'Eau blanchit peu à peu : alors il fe forme à la fuperficie une pellicule mince, qui repréfente les couleurs de la gorge de pigeon ; cette pellicule, ou cette crême, fi l'on veut, eft la même que celle, qui fe forme tous les jours à la furface des fontaines ; & c'eft pour la plus grande partie du fer abandonné par fon diffolvant.

§. 88. Cette pellicule une fois formée n'augmente plus, même fi l'on y ajoute de la nouvelle Eau Minérale. La raifon en eft qu'après la prémière décompofition l'alcali de l'Eau eft plus concentré, plus libre & plus abondant à proportion du fer contenu dans la nouvelle Eau, que l'on remet, ce qui avec la concurrence de la chaleur fait précipiter le fer trop vite pour pouvoir s'en faire une pellicule à la furface. Pour preuve de ce que j'avance,

on

on n'a qu'à ajouter un peu d'alcali fixe à l'Eau, qu'on veut évaporer; alors la décompofition en eft plus prompte, l'Eau jaunit bientôt, & l'on voit en peu tems le fer fe précipiter en forme de flaccons jaunes; & dans ce procédé il ne fe forme pas de pareille pellicule, que l'on peut nommer *pellicule ferrugineufe.*

§ 89. Apre's cette pellicule il s'en forme une autre, blanchâtre, infipide, indiffoluble dans l'Eau, dure & qui craque fous la dent, comme du fable. C'eft une partie de la terre, qui eft dans les Eaux Minérales & même dans la plupart des Eaux douces. Cette *pellicule terreftre* augmente de plus en plus & à la fin elle tombe par fon poids au fond de l'Eau.

§. 90. Alors l'Eau commence à perdre fon goût aigrelet. C'en eft fait entièrement, lorsque tout le fer eft précipité: car l'acide, qui en eft dégagé, s'évapore fans doute en partie & le refte s'allie d'abord avec l'alcali. L'on voit que tout le fer eft précipité, lorsque l'Eau ne prend plus couleur avec les aftringens vegetaux, ce qui n'arn'arrive qu'au bout de quelques heures, lorsqu'on fait l'évaporation à une chaleur d'environ cent degrés.

§. 91. TOUT le fer étant précipité, je passe la liqueur à travers le papier gris. Par ce moyen je separe la partie ferrugineuse, & terrestre qui est de même nature que la rubrique.

§. 92. J'ÉVAPORE l'Eau filtrée, qui est limpide. J'obtiens un résidu composé de deux parties visiblement différentes; l'une rare, faite en forme de losanges, attachée foiblement sur une autre partie, qui est serrée compactement & appliquée sur les parois du vaisseau, dont on a de la peine à la racler.

§. 93. JE dissous de nouveau ces deux produits & par la filtration il me reste dans le papier gris une terre, semblable à celle de la pellicule terrestre decrite ci-devant (89.)

§. 94. J'ÉVAPORE ces Eaux filtrées & elles me donnent chacune une matière saline, ou l'alcali domine, ce qui est prouvé par le goût & par la couleur verte, qu'elles donnent au syrop de violettes. Ces deux parties salines jointes à l'Eau forte (84.) ont le pouvoir de diſſoudre l'or. Il m'a cependant paru que le ſel de la partie inférieure de la reſidence contient plus de ſel marin & cela par la diſſolution de l'or & par le goût; & l'autre cryſtalliſé en forme de loſanges paroit contenir plus de ſel de *Glauber* (85.).

§. 95. L'Esprit de vin rectifié, qui a donné à M. Boulduc (*a*) tous les principes des Eaux de Paſſy & qui ne lui a pas réuſſi à l'égard des Eaux de Forges (*b*), ne m'a pas réuſſi non plus avec quelques fontaines de Spa, avec les quelles je l'ai eſſaié, n'y aïant que la partie terreſtre, qui ſe ſoit manifeſtée par cette expérience.

§. 96. Le réſidu de l'Eau du Tonnelet m'a paru contenir un ſel, qui ſe bourſoufle, ce qui pourroit y faire ſoupçonner de l'alun. Mais j'ai operé avec cette fontaine & avec quelques autres avec de trop petites quantités pour determiner rien de certain à cet égard jusqu'à préſent.

Chap.

(*a*) *Mem. de l'Acad. Royal. des Science.* ann. 1726.
(*b*) *Ibid.* Année. 1735.

CHAPITRE VI.

Qui contient des expériences particulières, la resolution de quelques difficultés & l'explication de quelques phénoménes des Eaux de Spa.

§. 97. QUELQUES expériences faites avec les Eaux Minérales & avec leurs rubriques semblent y accuser l'alcali volatil. Je n'ai pas fait ces expériences avec l'Eau, & la rubrique de toutes les sources; mais je crois qu'il en arriveroit de même à toutes indistinctement. Je prens pour exemple le Pouhon, qui paroit tenir le plus de l'acide, qui est l'opposé de l'alcali.

§. 98. JE prens à peu près deux livres de Pouhon, je distille dans des vaisseaux de verre ou bien de sable en commençant par un feu lent & l'augmentant par degrés. Il se fait des bulles d'air ; la pellicule se forme ; les

E 2 bul-

bulles d'air crevent à la surface, comme dans l'évaporation, excepté qu'après un certain tems les bulles deviennent plus grandes par la réunion de plusieurs petites & qu'elles se revêtent de la pellicule, qui les soutient mieux que dans l'évaporation à vaisseaux ouverts. Ces bulles paroissent avoir au moins un demi pouce de hauteur sur sept lignes de largeur. Alors il s'éleve une liqueur, qui découle par stries le long de la voute du chapiteau, au bout d'une heure & demie avant l'ébullition de l'Eau. J'ai examiné le produit d'environ une once, qui est une liqueur claire, fade & presque insipide, qui ne fait effervescence ni avec les acides, ni avec les alcalis, mais qui donne une couleur verte au syrop de violettes & cette couleur est si foible qu'elle n'est sensible que par la comparaison de pareil syrop délayé avec de l'Eau douce. Je continuë la distillation & en poussant le feu jusqu'à faire bouillir l'Eau Minérale, j'obtiens beaucoup de liqueur semblable à la prémiére, mais qui est encore plus fade & qui verdit d'avantage le syrop de violettes.

§. 99.

§. 99. J'ai mis une demi-livre de rubrique bien lavée & sechée dans une retorte, dont la moitié du ventre étoit emplie. En augmentant le feu jusqu'à une affez grande violence, j'en ai retiré à trois reprifes environ une demi-once d'Eau l'impide, d'une odeur penetrante, desagréable, à peu près comme du foible esprit de cornes de cerf, qui n'a point fait effervescence avec les acides, ni avec les alcalis, mais qui verdit legérement le fyrop de violettes. Le refidu, de jaunatre devenu d'un brun foncé, avoit la même odeur forte & j'ai dû le laver plufieurs fois avant de lui faire perdre cette odeur. L'eau des lotions, chargée du volatil, verdit le fyrop de violettes.

§. 100. Une liqueur, qui donne des marques fi propres & fi finguliéres aux alcalis volatils, n'induit-elle pas à admettre leur préfence dans nos Eaux? j'en conviens: mais je prie les Savans de donner attention à ces remarques. 1°. L'alcali votatil eft plus marqué dans le produit de la rubrique que dans celui de l'Eau Minérale: la rubrique a fubi avant de le donner une

E 3   plus

plus violente action du feu que l'Eau mife à la diftillation. S'il exiftoit naturellement dans l'une & l'autre, il paroit qu'étant d'une nature volatile, une chaleur modique devroit l'en degager, fur-tout dans la rubrique où il ne paroit pas que l'acide des Eaux, qui eft volatil, puiffe l'avoir fixé. 2°. en effet fi l'on fuppofe cet alcali volatil libre, il devroit fe degager par la chaleur de l'air, du moins il n'auroit pas befoin du grand feu, que j'ai dû y employer : & 3°. s'il n'eft pas libre, mais joint à un acide, alors en ajoutant à l'Eau Minérale un alcali fixe, celui-ci devroit s'ûnir à l'acide & par là l'alcali volatil fe montreroit d'abord. La chymie ne permet pas de douter de ces faits ; & comme ils n'arrivent pas avec nos Eaux, je fuis en droit de conclure qu'elles ne contiennent pas naturellement de l'alcali volatil.

§. 101. JE crois donc que cet alcali volatil, fi l'on veut convenir que c'en eft un, eft uniquement l'effet du feu, touchant quoi je renvoie le lecteur au *Chap. des élémens* §. 36, où j'allégue des motifs, qui me perfuadent que les
alca-

alcalis volatils se forment des alcalis
fixes, dont la préfence eft prouvée
dans nos eaux au chapitre précédent §.
81.

§. 102. UNE chofe pourroit rendre
cette opinion fufpecte. Il parôit qu'a-
yant très bien lavé la rubrique, je dois
en avoir enlevé tout l'alcali fixe, de
forte qu'il ne doit plus en refter pour
donner naiffance à l'alcali volatil L'expérience fuivante ne laiffe plus le moindre fujet de douter.

§. 103. JE prens la rubrique, qui
après avoir été lavée, enfuite diftillée,
a encore été très bien lavée & fechée.
Je la mets dans un creufet à un feu
violent pendant une heure, ou deux.
Enfuite je lave cette rubrique & j'obtiens
encore par là du fel alcali fixe.

§. 104. JE crois que c'eft ici le lieu
de parler de cette fameufe queftion, fi
les eaux minérales ferrugineufes font
acides, ou alcalines? fi lon me demandoit fi ces eaux contiennent de l'acide,
ou de l'alcali, je ne héfiterois pas de
dire qu'elles contiennent l'un & l'autre
& je me flate de l'avoir affez bien prouvé. Cet incident fait naître cette re-

ponfe pour ceux, qui ont nié l'acide dans les eaux minérales. Mais il s'agit encore de la denomination & avant de conclure je demande, fi le nom doit être pris de tous les principes des eaux, ou du principe le plus abondant, ou du principe le plus Senfible au goût? il femble que les anciens, qui ont donné à ces fontaines le nom d'eaux *aigrelettes*, *acidules*, *acides*, ne les ayent nommées ainfi que par rapport au gout, auquel elles paroiffent telles. Si la queftion parôit être de quelque importance, il me femble qu'elle peut être decidée en faveur de l'ancienne coutume. Au refte le nom de *ferrugineufe* feroit plus étendu; il conviendroit à toutes les fontaines, qui contiennent du fer diffous; dont les unes font au gout aigrelettes, comme le Pouhon; les autres fulfureufes, comme la Geronftère. Mais je ne fuis pas d'avis de beaucoup chicaner fur une pure queftion de mot.

§. 105. L'ON chamaille encore beaucoup fur cette queftion, fi les mêmes eaux minérales font *vitrioliques?* & dans ce fuppofé, fi leur *vitriol* peut être fixé?

Ce

ce sont deux cas différens; je parlerai
du premier dans cet article. Pour ré-
soudre la difficulté, je demande si par
ce mot de *vitriol*, on entend du fer dissout par un acide fixe & dont l'union
soit forte, comme dans le vitriol commun: personne n'a jamais soupçonné
ce vitriol dans nos eaux minérales.
Mais si l'on entend du fer dissout par
un acide, unis foiblement ensemble,
de sorte que la moindre chaleur, l'action de l'air, une legére agitation puissent les des - ûnir, il est très certain que
nos eaux contiennent du vitriol. Car
nous avons prouvé au chap. précedent
qu'elles contiennent du fer dissout par
un acide; mais cet acide est si subtil
qu'il est très facile à se degager & à
s'évaporer. On peut le nommer un vitriol volatil; parceque l'acide en est
volatil.

§. 106. L'ON allégue quelques expériences, qui semblent prouver la fixa-
tion de ce vitriol. Je me trouve d'autant plus engagé à y repondre que je
vois que Mr *Springsfeld*, qui a fort bien
écrit sur les eaux de Spa, s'y est lais-
sé séduire. L'on prend une certaine

quantité de vitriol commun ; on le
diſſout dans de l'eau du Pouhon : on le
fait enſuite évaporer & cryſtalliſer ;
& l'on trouve que ce vitriol peſe notablement plus qu'une pareille quantité
de vitriol diſſoute en eau commune. L'on fait encore cette autre expérience : on prend de l'huile de vitriol & de la limaille de fer en quantité égale ; on les mêle avec de l'eau du
Pouhon , & ce procédé donne du vitriol en plus grande quantité que ſi
l'on ſe ſervoit d'eau commune au-lieu
de celle du Pouhon. Mais a-t-on jamais prouvé que ces accroiſſeméns
ſoient du vitriol? Dans la prémière expérience ce ſont les principes fixes des
eaux confondus & qui dans la ſeconde
expérience ſont peut-être diſſous par
l'huile de vitriol. Ce qui a juſqu'ici
empéché de reconnoitre du fer non
diſſout dans la prémière expérience
(qui eſt le fer précipité de l'eau Minérale) de même que le principe terreſtre & l'alcali fixe, c'eſt qu'on emploie une trop grande quantité de vitriol , qui fait que les principes des
eaux , le fer , la terre , l'alcali , ne

ſoient

ſoient pas ſenſibles. Que ſi l'on ne diſſolvoit qu'un ou deux grains de vitriol par livre d'eau du Pouhon, ce vitriol augmenteroit de poids à la vérité, mais l'on découvriroit aiſément que cette augmentation n'eſt que du fer précipité joint aux autres principes fixes de l'eau Minérale. La deuxième expérience eſt plus ſéduiſante ; parce que l'huile de vitriol peut diſſoudre les principes fixes des eaux, de ſorte que le tout parôit ſous une forme ſaline telle que celle du vitriol. Mais ſi l'on veut ſe donner la peine d'examiner le vitriol, qui en réſulte, on y reconnoitra entr'autres le ſel de *glauber*, formé de l'alcali de l'eau Minérale & de l'huile de vitriol; & s'il y a du vrai vitriol plus que la quantité du fer emploié ne doive en fournir, cela eſt dû au fer des eaux diſſout également par l'huile de vitriol.

§. 107. Nous avons dit (§. 78. n°. 2°.) que les eaux Minérales de Spa prenent une couleur pourpre, violette, bleuë, noire, avec les aſtringens végétaux. Eclairciſſons un peu ce phénomène.

E 6   §. 108.

§. 108. L'opacité des teintures ne provient que de la trop grande quantité du fer précipité, ou de l'aftringent. Toutes les teintures font transparentes, lorsqu'elles contiennent peu de fer, ou peu d'aftringent. La qualité de l'eau, purement Minérale, ou non-Minérale, n'y fait pas la moindre exception, comme le veut M. *Moullin* & comme femblent l'adopter les Mémoires l'Académie Royale des Sciences. Pour le prouver je mets très-peu de noix de galle dans une portion d'eau Minérale; la liqueur ne devient pas opaque en prenant couleur; mais fi j'y ajoute du vitriol de mars, ou de la noix de galle, la couleur devient opaque; & en delayant avec quelque forte d'eau que ce foit, la liqueur redévient tranfparente. Les phyficiens n'en feront pas furpris; ce font les parties groffiéres, comme le fer & la noix de galle, qui en barrant le paffage aux rayons lumineux, rendent le liquide opaque.

§. 109. Voici la règle générale, fuivant laquelle ces différentes couleurs (§. 107.) fe forment. Le changement de couleur, qui arrive aux diffolutions

de

de vitriol & aux eaux Minérales ferrugineuſes par leur mélange avec des
aſtringens végétaux, eſt rélatif à la
quantité de l'aſtringent comparée à la
quantité du fer diſſout.　Un peu d'astringent à proportion du fer fait noir;
un peu plus d'aſtringent fait bleu; puis
violé & beaucoup plus fait la couleur
pourpre.　J'ai trouvé cette régle par
un pur hazard.　Je voulois éprouver
ſi toute ſorte d'aſtringens végétaux
donneroient la même couleur.　Je mis
de l'infuſion de noix de galle dans une
portion d'eau du Pouhon, auſſitôt elle
prit une couleur pourpre; je mis de
l'infuſion de thé-bout avec une autre
portion & j'eus une couléur violette.
Ces différences me firent naître de différentes idées ſur leurs cauſes.　Je mis
enſuite de la noix de galle en poudre
dans un verre d'eau Minérale & du thé
froiſſé dans un autre verre.　L'eau
devint pourpre avec la noix de galle
& d'une couleur bleuë-violette avec le
thé.　Cette dernière teinture devint
pourpre au bout d'un quart d'heure.
Sur cela je fis des réflexions & ſans a-
voir égard au préjugé pour l'opinion

E 7

de

de M. *Moullin*, qui a penſé autrement, je crus que la dernière teinture n'avoit changé que par la diſſolution d'une plus grande quantité d'aſtringent. Il me fut aiſé de m'en aſſurer. Sur une petite quantité de teinture pourpre je verſai de l'eau Minérale & elle devint violette. En la delayant avec de l'eau douce, la couleur ne changea pas. Dans un autre verre d'eau Minérale je verſai un peu d'une ſolution aſtringente, la couleur fut violette ; j'en ajoutai d'avantage, elle devint pourpre. Je fis ces expériences avec des diſſolutions de vitriol, avec pluſieurs ſortes d'aſtringens, comme le thé, la noix de galle, la canelle, &c. & j'eus toujours les mêmes effets.

110. La concentration du fer, ou de l'aſtringent fait quelque exception à la régle ; car des teintures fort foncées paroiſſent noires, qui étant delayées ſont ſouvent d'une belle couleur pourpre.

§. 111. La Rhubarbe donne aux eaux ferrugineuſes une couleur noir-verdâtre ; ce qui ne fait pas une excep-

ception : la couleur jaune de la rhubarbe melée à la couleur bleuë, produite par la partie aftringente & le fer,
font cette couleur. La peinture nous
l'enfeigne, on fait du verd avec le
jaune.

§. 112. Il ne fera pas inutile de
rapporter les différentes manières, dont
nos eaux fe décompofent

1°. Nous avons vu au Chap. précédent comment elles fe décompofent
par la chaleur ; il ne s'agit plus d'en
faire mention.

2°. Elles fe décompofent par le
mouvement, ou l'agitation. Ayant
empli une bouteille à-peu-près à demi
de quelqu'une de nos eaux Minérales
& l'ayant bouchée avec le doigt, lorsqu'on l'agite fortement & enfuite qu'on
lache fubitement le doigt, il en fort
avec impétuofité une grande quantité
d'air, qui emporte avec foi une partie des efprits & de l'eau fubtilement
divifée à plus de douze pieds de hauteur. Ayant agité plufieurs fois la
même eau jusqu'à ce que cet effet n'arrive plus ; l'eau n'eft pas encore entièrement décompofée, puisqu'elle
prend

prend encore couleur avec les aſtringens, même 24 heures après cette agitation, en gardant l'eau dans une bouteille bouchée. Cependant par une a-
gitation continuée l'eau ſe décompoſe
entièrement.

3°. EXPOSÉES à une gelée, qui
ne les glace pas entièrement, la partie
non gélée en devient plus piquante,
plus ſpiritueuſe & le fer s'y maintient
diſſout. Mais une forte gélée les glace entièrement & alors elles ſont dé-
compoſées.

4°. LES alcalis les décompoſent en
s'uniſſant avec les acides, qui par-là
ſont obligés de lacher le fer.

5°. LES aſtringens végétaux les décompoſent auſſi & je crois que cela
arrive pour la même raiſon; car il y
a un certain rapport entre les acides
& les aſtringens; on en voit des exemples dans l'alun, dans les fruits auſtè-
res. Et il eſt certain que la précipitation du fer ne ſe fait point par rapport
au fer même, mais parce que l'aſtringent s'unit à l'acide, comme il arrive
à la diſſolution du vitriol bleu, lorsqu'on y ajoute un aſtringent; car il en
pré-

précipite le cuivre avec la couleur jaune, qui eſt propre à ce
metal.

6°. La decompoſition de nos Eaux
eſt ſi facile qu'elle arrive aux ſources
mêmes. Tout le monde connoit que
l'Eau de Geronſtère puiſée au fond du
baſſin dans les bouillons, c'eſt-à-dire, à l'endroit, par lequel l'Eau entre
dans le baſſin, eſt beaucoup plus forte, plus ſulfureuſe, que la même Eau
puiſée vèrs la ſurface; preuve que
lorſque l'Eau parvient à la partie ſupérieure, elle eſt déjà en partie décom-
poſée. Il en eſt de même du Pouhon:
l'Eau de cette ſource eſt bien plus piquante & plus ſpiritueuſe au fond, elle prend couleur avec les aſtringens
vegetaux en moins de tems, & elle eſt
plus transparente, que celle, qui eſt
vers la ſurface.

§. 113. Il y a encore quelques expériences, qui meritent d'avoir place
ici, quoiqu'elles ne ſoient pour la plupart que des conſequences du prémier.

1°. Les Eaux de Spa ne coagulent
pas le lait.

2°. Elles ne font pas de vraie ef-
fer-

fervescence avec les acides: on y remarque seulement un mouvemeut, qui a été nommé *anguillaire*, & elles deviennent louches par les petites bulles d'air, qui s'échappent par l'union des nouveaux acides aux parties fixes des Eaux; cependant l'huile de vitriol parôit y faire une vraie effervescence; ce fort acide s'empare de la base de l'acide volatil & cela se fait apparemment avec plus de rapidité qu'avec les autres acides, ce qui fait échapper plus d'air, qui forme des bulles en guise d'effervescence. Elles font aussi une sorte d'agitation avec du vin de rhin & du sucre; ce qui depend d'avantage du sucre que du vin; le même arrive à peu près lorsqu'on y met fondre du sucre blanc dans de l'Eau chaude. Nos Eaux font un bouillonnement avec le syrop de meures, de groseilles, &c. qui a bien plus l'air d'effervescence.

3°. ELLES ne font pas d'effervescence avec les alcalis.

4°. ELLES précipitent la solution du sel de Saturne en forme de lait.

5°. LA solution d'argent faite avec l'Eau forte a rougi l'Eau du Tonnelet,

du

du Watroz, de la Sauvenière: elle m'a manqué aux autres sources.

6°. LA solution des cryftaux de Mercure a fait avec la Geronftère une précipitation laiteufe. Je n'en ai pas mis avec les autres fources.

7°. ELLES noirciffent le vin de Bourgogne, les excrèmens, &c.

8°. AVEC l'Eau de vie elles fe noirciffent, ce qui provient de la partie aftringente du bois des tonneaux, dont elle eft impregnée. L'esprit de vin rectifié, degagé par-là de cette partie terreftre aftringente, ne leur donne plus cette couleur.

7°. ELLES bouillonnent vîte & copieufement dans la pompe pneumatique vuide d'air. Voiés la Differt. de Mr. DE PRESSEUX.

§. 114. PLUSIEURS Praticiens des Eaux de Spa, fe font imaginés d'avoir le fecret de réduire en *extrait* les principes les plus efficaces de l'Eau du Pouhon: ces Meffieurs donnent cet extrait pour l'abregé, ou la quinte-effence de nos Eaux Minérales: ils ont cru par ce merveilleux extrait en aiguifer la vertu & rencherir par là fur l'ou-
vra-

vrage de la nature. On pourroit le faire fans addition ; mais on trouve mieux fon compte en le faifant avec du fel de tartre. J'ai comparé les extraits, que j'ai acquis de ces deux manières & je les ai trouvés conformes à ceux des autres inventeurs.

1°. La couleur de ces extraits eft d'un rouge brun foncé.

2°. Le goût en eft urineux, igné.

3°. Tous ces extraits font effervescence avec les acides.

4°. Ils verdiffent le fyrop de violettes. Il eft évident par ces remarques que le principe dominant de l'extrait eft un fel alcali fixe.

5°. Si on verfe du vinaigre fur ces extraits, il n'en réfulte pas une odeur d'œufs à demi-pourris, d'où j'infére qu'ils ne contiennent pas du fouffre.

6°. Les aftringens vegetaux mêlés avec ces extraits ne donnent pas de couleur pourpre, noire, &c. d'où il fuit qu'ils ne contiennent pas du fer diffout.

Après cet examen je demande fi ce prétendu *extrait du Pouhon* merite les éloges, qu'on lui a donnés ? il ne con-

contient ni principe ſpiritueux, ni fer, ni ſouffre. Comment donc peut-il avoir le front de ſoutenir un nom, qui eſt la ſource de quantité d'abus?

§. 115. LA fontaine du Pouhon préſente de tems en tems un phénoméne aſſez ſingulier, qui conſiſte dans l'obſcurciſſement*, ou une couleur un peu laiteuſe de ſon Eau. Ce ſont apparemment des petites bulles d'air échappé par la décompoſition & des parties terreſtres, qui nagent dans l'Eau ſans y être bien diſſoutes. On ſait que l'air non-diſſout, mais ſubtilement diviſé dans un liquide, le rend louche & blanchatre. L'on peut s'en convaincre en agitant de l'Eau pure dans une phiole; cette Eau recevant des petites bulles d'air dans ſes interſtices devient louche & blanchatre. Mais il reſte à demontrer comment ces bulles d'air s'inſinuent ainſi dans l'Eau du Pouhon. L'on ſait que la décompoſition de l'Eau Minérale fournit dès le prémier inſtant quantité de bulles d'air §. 86. Or nous avons remarqué que l'Eau du Pouhon ſe décompoſe déjà à la ſource §. 112. n°. 6°. Il faut encore remarquer que

les

les fontaines Minérales donnent des bouillons en fortant de terre ; ces bouillons donnent une grande quantité d'air, dont une partie peut fe divifer en petites bulles ; ces deux caufes peuvent caufer, ou du moins concourrir avec d'autres caufes à la couleur laiteufe. Les parties terreftres font plus capables qu'aucun des autres principes fixes de caufer cet obfcurciffement ; car 1°. aucun d'eux n'a la couleur blanchatre, excepté le fel, qui ne doit pas être foupçonné dans ce cas, parce qu'il ne peut manquer de refter diffout. 2°. L'an 1750. cette couleur laiteufe s'eft fait remarquer beaucoup plus que de coutume & cela dependoit fans doute des parties terreftres, qui fe detachoient des pierres, dont on avoit pavé le fond du baffin. L'agitation, qu'on fait en puifant, les faletés des barils & peut-être des caufes inconnuës, contribuent auffi à cet effet.

§. 116. PLUSIEURS perfonnes admirent les bouillons de nos fontaines & fur tout de celle du Tonnelet, quoiqu'il n'y ait dans cela rien de fort furprénant ; c'eft un fait commun aux fon-

fontaines d'Eau douce & aux Eaux Minérales avec cette différence, que celles-ci en donnent ordinairement de plus gros & en plus grande quantité, ce qui peut provenir de l'air, qui s'eſt échappé par la ſolution & l'union des principes & qui ſe reproduit en forme de bouillons. La Chymie fournit des exemples que des diſſolutions donnent une grande quantité d'air, ou de vapeurs élaſtiques, qui lui ſont analogues.

§. 117. AB HEERS a fait mention d'un autre phénoméne, qui eſt une ſorte de ſiflement, ou de ſon aigu, qui ſe fait entendre jusqu'à une aſſez grande diſtance. Ce ſon eſt nommé communément *le chant de la fontaine*. Je l'ai entendu une fois à la Sauvenière & on m'a dit que cela arrive auſſi à la Geronſtère. On a cru autrefois & beaucoup le croient encore à préſent qu'on peut predire la pluie par ce chant, & ils s'en expliquent ainſi, *nous aurons de la pluie, car la fontaine a chanté*. HEERS, qui étoit pour cette opinion a donné dans le ridicule pour l'expliquer à ſa mode. Si ce

chant

chant arrivoit précifément avant, ou
dans les tems de pluie, ou dans tels autres tems que l'air de l'atmosphère eft
leger & preffe par conféquent peu,
l'on pourroit croire qu'alors il s'échap-
peroit plus d'air de l'Eau des fontaines,
de même que l'air fort par bouillons
d'un vafe d'Eau mis dans la pompe
pneumatique, dont on vuide l'air.
Mais les perfonnes, qui ont foin de la
fontaine, m'ont affuré que ce chant
ne repond aucunement à la qualité du
tems. Il me femble à la vérité que
cette caufe pourroit bien avoir lieu
non feulement à l'egard de ce phénoméne, mais encore à l'égard des deux
précedens. §. 115. & 116. Mais plutôt
que de hazarder des conjectures, je
me pafferai de rien déterminer jusqu'à
ce qu'on ait recueilli des faits pour
s'inftruire de la caufe, qui fournit un
jour & pas l'autre une fuffifante quantité d'air pour cet effet. Quant à la
caufe materielle pour parler en termes
de collége, & à la manière, dont le
fon fe fait, la phyfique ne nous en
laiffe pas le moindre doute; c'eft une
certaine quantité d'air, qui eft forcée à

for-

fortir rapidement par une ouverture étroite, & dont le choc, ou le frottement contre les parois durs du roc, font cette espèce de fon, ou de fifflement.

CHAPITRE VII.

De la différence des Fontaines Minérales de Spa.

§. 118. IL n'y a pas moins de différence entre les fources Minérales de Spa, qu'il n'y en a entre elles & quantité d'autres fources des pays étrangers, qui avec de mêmes principes ne laiffent pas que d'être très différentes des notres. Toutes les Fontaines de Spa contiennent les mêmes principes, l'analyfe ne permet pas d'en douter. Cependant qui peut être tant foit peu verfé dans leur pratique fans y avoir au moins remarqué des goûts très différens & une grande diverfité dans les effets phyfiques & leur action fur le corps humain? & cela étant, de quelle force font les argumens de ceux, qui pour prouver la conformité des effets de leurs Eaux avec ceux des Eaux de Spa fe fondent uniquement fur la conformité de leurs principes? Voions en quoi ces Eaux, qui autant que je l'ai remarqué, ont toutes les mêmes principes, différent l'une de l'autre & en quoi par conféquent les fources des pais étrangers peuvent différer des notres. quoiqu'étant fuppofées avoir les mêmes principes.

§. 119. PREMIEREMENT elles différent par le gout; le *Pouhon* a une faveur acide ferrugineufe; la *Geronftère* a un goût fulfureux, laiffant une impreffion d'acide & de fer; la *Sauvenière* a une faveur aigrelette, fulfureufe, un peu ferrugineufe; la *Groisbeeck* a le goût fort piquant, fulfureux, ferrugineux. le *Tonnelet* eft aigrelet, un peu auftère & comme alumineux-vitriolique; il eft un peu fulfureux à l'odorat; le *Watroz* a le goût acide, un peu auftère, ferrugineux. Comme toutes ces faveurs font compofées, j'ai eu foin de faire l'ordre des dénominations

tions felon les qualités, qui m'ont paru dominer le plus.

§. 120. SECONDEMENT elles diffèrent par la fraîcheur. Elles font toutes plus froides que la plupart des Fontaines d'Eau douce, ce que j'attribuë plus à la profondeur du lieu, où elles fe forment & à la longueur du trajet, qu'elles parcourent dans le fein de la terre qu'à aucun de leurs principes. N'aïant pas mefuré moi-même les différens degrés de fraîcheur de ces Eaux, je les rapporterai d'après le célébre M. DE PRESSEUX. La chaleur du *Pouhon* eft à celle de l'air exterieur comme 49. à 50. celle de la *Geronftère* & de la *Sauvenière* comme 46. à 48. (ou 23. à 24.) il n'a pas parlé de la Fontaine de *Groisbeeck*. Il n'a pas determiné le degré de chaleur du *Tonnelet* en été; il l'a trouvé en hiver comme 51. à 48., mais fi froide en été qu'à peine peut-on y tenir la main. Ainfi il paroît que l'ordre des degrés de fraîcheur de ces fources eft celui-ci en été; l'Eau du *Tonnelet* eft la plus froide; enfuite celles de la *Geronftère* & de la *Sauvenière*; puis celle du *Pouhon*;

F 2 &

& celle du *Watroz* la moins froide de toutes.

§. 121. Elles différent troisièmement par la proportion des élémens fixes, qui font le fer, le fel & fur tout l'alcali, & la terre: car l'évaporation d'une livre de *Pouhon* m'a donné $7\frac{1}{2}$. grains de matière fixe; la *Geronflère*, la *Sauvenière* & la *Groisbeeck* chacune un grain & demi; le *Watroz* un grain & trois quarts; & le *Tonnelet* feulement trois quarts de grain. Je me fuis fervi des grains de trebuchet & de la livre poids civil. Cette expérience merite d'être réiterée avec des plus grandes quantités d'Eau & dans des tems différens.

§. 122. Elles différent par la proportion des esprits acides; car quelques fontaines paroiffent en avoir plus qu'il n'en faut pour la faturation des corps diffous; le *Pouhon* différe par-là de foi-même, puisque le goût de fer y domine quelquefois & qu'autrefois il eft effacé par l'acide, ce qui femble devoir provenir de la plus grande quantité d'acide à proportion du fer; alors cette Eau eft le plus acide; puis

le

le *Tonnelet*; enfuite le *Groisbeeck*; puis le *Watroz*, la *Sauvenière* & enfin la *Geronftère*, dans laquelle l'acide paroit très peu; & plus lorsqu'elle eft moins riche en efprits fulfureux.

§. 123. CINQUIE´MEMENT elles ont une différente proportion des esprits fulfureux, à quel titre la *Geronftère* l'emporte fur toutes les autres fources. C'eft par ce foufre volatil, que cette eau a toujours primé fur fes rivales & c'eft à caufe de lui que M. *Chrouet* a prononcé qu'elle n'a pas fa femblable dans toute l'Europe. Aprés la Geronftère, l'ordre, dans lequel le foufre volatil fe demontre le plus fenfiblement, eft celui-ci; il paroît à peu près également dans la *Sauvenière* & la *Groisbeeck*; plus dans celles-ci que dans le *Tonnelet*; enfuite moins dans le *Watroz* & le *Pouhon*.

§. 124. ELLES différent probablement par la fubtilité & l'activité de ces principes. Il femble que le foufre de la *Geronftère* eft plus fubtil, plus actif, que celui des autres fources. Le goùt apre & auftère du *Tonnelet* femble y accufer un acide plus groſſier que celui des autres ſources.

§. 125. SEPTIE'MEMENT il paroît qu'elles différent par le mélange de mêmes principes. Le ſoufre paroit plus ſuperficiel dans la *Geronſtère* que dans les autres ſources : il ſemble qu'il doit y être developpé par l'acide minéral, qui l'a degagé de quelque alcali, avec lequel il étoit réduit en *hepar*.

§. 126. ELLES différent par la peſanteur ſpécifique. J'ai peſé nos eaux ſur la balance, comme un moyen ſûr & qui n'eſt pas équivoque. Mais ayant trouvé cette année des différences fort conſiderables à l'egard de ce que j'avois trouvé l'année paſſée au ſujet de la peſanteur ſpécifique, j'ai penſé à examiner les poids, dont je me ſuis ſervi, & j'ai trouvé que les petits poids différent d'un quart de grain, de ſorte que ſur la quantité j'ai pu m'abuſer de 7 à 8 grains. De plus la balance, dont je me ſuis ſervi, panche extremement peu par cinq ou ſix grains, lorsqu'elle eſt fort chargée. J'en ai fait faire une, qui ſera plus exacte, avec laquelle je réïtererai ces expériences & j'en rendrai compte par un Supplément. En
at-

attendant je donnerai une note des différences que j'ai remarquées en prénant
le milieu entre les épreuves de 1751.
& de cette année 1752. Une petite bouteille, qui contient de l'eau du *Pouhon*
huit onces & demie, 38. grains; de la
Geronstère 8 onces & demie 28 grains;
de la *Sauvenière* 8. onces & demie 26
grains; de la *Groisbceck* 8. onces & demie 28. grains. du *Tonnelet* 8 onces &
demie 25 grains; du *Watroz* 8 onces
& demie 25. grains.

§. 127. J'ai aussi pesé les eaux avec
un pese-liqueur, qui consiste dans un
globe de verre suspendu d'un coté d'u-
ne balance & reduit en équilibre par
des poids appliqués au bassin de l'autre côté. On plonge le globe dans l'eau,
qui le souleve, de sorte que pour retablir l'équilibre il faut ajouter des poids
du côté du globe à proportion que l'eau
fait de la résistance. En plongeant ce
globe de verre dans l'eau de pluie, j'ai
dû ajouter une once & demie 41 grains
pour retablir l'équilibre. Avec l'eau
du *Pouhon* il a fallu une once & demie
48 grains; avec la *Geronstère* une once
& demie 49 grains; avec la *Sauvenière*

une once & demie 48 grains; avec la *Groisbeeck* une once & demie 46 grains; avec le *Tonnelet* une once & demie 44 grains; avec le *Watroz* une once & demie 49 grains. Si l'on vouloit juger par cette expérience de la legéreté des eaux, l'eau du Tonnelet feroit la plus legére de ces eaux minerales; celle du Pouhon la plus pefante. Que fi on vouloit la faire fervir pour determiner la différente quantité des efprits, la Geronftère l'emporteroit à la verité fur toutes les autres; la Watroz feule fe declareroit fa rivale. Ce feules remarques fuffifent pour montrer que ce feroit decider au hazard. Indépendamment de cette attention l'on en conviendra lorsqu'on aura reflechi que la réfiftance que l'eau fait au globe peut être ou réelle, ou apparente. Elle eft réelle par la péfanteur de l'eau & par la mobilité des parties, aëriennes ou fpiritueufes. Elle eft apparente & trompeufe par les petites bulles d'air, qui fe dégagent & s'attachent à la fuperficie du verre, ce qui le rend fpécifiquement plus leger & demande plus de poids pour retablir l'équilibre. Cela en impofe, commme fi l'eau étoit ou plus pefante, ou plus fpiritueufe.

§. 128. Un Corollaire, qui fuit de l'expérience précédente , eft que plus le globe de verre refte dans l'eau Minérale , il a befoin de plus de poids pour être remis en équilibre , parce que les bulles d'air fe multiplient peu-à-peu & s'attachent au verre , avec lequel faifant une maffe commune fpécifiquement plus légère que lorsqu'il n'étoit pas chargé d'air, il fuit qu'il ne fe foutiendra pas dans fon équilibre. Ainfi le globe étant rétabli, il faut de nouveaux poids au bout de quelques minutes pour le rétablir & il faut encore augmenter au bout de quelque tems. Cela arrive d'autant plus, que l'air, ou le globe de verre, font plus chauds & d'avantage au *Tonnelet* qu'aux autres fources.

§. 129. Elles différent par le plus ou moins de facilité à fe décompofer. Les fources, dont le foufre fait la partie la plus effentielle, font les plus promptes à fe décompofer, parce que ce fouffre eft extrêmement volatil. De-là la *Geronftère* eft la fource la moins

trans-

tranſportable, quoiqu'étant puiſée d'un tems convenable & les bouteilles conditionnées exactement, l'on pourroit en tranſporter aſſez loin, mais ce ne ſeroit pas tout-à-fait ſans peine & ſans risque. J'en ai envoié au mois de Septembre de cette année à Anvers, dans laquelle, à ce qu'on m'a écrit, le ſouffre étoit encore ſenſible; mais infiniment moins qu'à la ſource. J'en ai fait boire à des Meſſieurs Hollandois au mois d'Août 1751. qui avoit été puiſée le 24. Octobre 1750. & transportée de Geronſtère par Spa à Theux, ayant fait le trajet de plus de deux lieuës; ces Meſſieurs ſont convenus unanimement, & j'en jugeai comme eux, que cette eau étoit auſſi forte, auſſi ſulfureuſe, qu'elle l'eſt à la ſource pendant les mauvais jours.

§. 130 LES eaux de Spa différent ſur-tout par leurs effets ſur le corps humain, ce que je remarquerai dans la ſeconde partie.

CHAPITRE VIII.

*De la maniére, dont se forment les eaux
Minérales ferrugineuses en général,
avec quelques particularités
sur celles de Spa.*

§. 131. ON a produit plusieurs sy-
stêmes sur la manière,
dont se forment les fontaines ferrugineuses ; mais tous ne contiennent ou
que des absurdités, ou tout au plus que
des probabilités, fondées presque entièrement sur des simples spéculations.
Je ne parlerai que des deux hypothé-
ies, qui ont le plus de vraisemblance :
dans l'une on suppose que la mine encore molle est lavée par un eau coulante, qui se charge de ce qu'elle y
trouve de plus dissoluble ; l'autre suppose la mine dure dissoute par une eau
coulante impregnée d'acide.

§. 132. LE prémier systême est in-
soutenable, parce qu'il n'est fondé sur
aucune expérience, avec laquelle il

F 6

ait

ait rapport; & qu'il eſt inconcevable que le fer puiſſe ſe ſoutenir dans l'eau ſans y être ſuſpendu par un diſſolvant propre qui ſoit un acide.

§. 133. LE ſecond eſt plus conforme aux opérations de l'art & de la nature; il répond mieux à la préſence de l'acide, qui eſt demontré dans nos eaux. Il y a cependant bien de l'apparence que nos eaux minérales ne ſe forment pas de cette manière. Les raiſons, que j'en donnerai, ſerviront à former un autre ſyſtème, qui me paroît plus conforme aux propriétés de ces eaux & ſur-tout à la qualité de l'acide.

§. 134. JE commence par cette réflexion; nous avons dans ces eaux du fer diſſous par un acide; elles contiennent auſſi un ſel alcali, auquel l'acide eſt tellement joint qu'il ne paroît pas à moins que l'acide ſoit éclipſé, ou abſorbé. Cet acide paroît n'être pas intimement uni avec ces corps; car 1°. le goût de quelques ſources eſt plus aigrelet qu'il ne ſeroit, ſi l'acide étoit parfaitement uni avec le fer, la terre, l'alcali, comme il l'eſt dans les diſſolutions

tions faites par des eaux coulantes im-
pregnées d'acide, par exemple dans le
vitriol commun, les fels neutres. 2°.
Cet acide agit dans quelques expériences comme n'étant pas uni intimement
avec le fer, la terre & l'alcali, mais
feulement attaché à leur fuperficie. Je
prens un peu de cette pâte fèche
bleuë, dont on fe fert pour rélever la
blancheur de la chaux par une couleur
un peu bleuatre, pour blanchir les
parois, que les maçons nomment *pierre de bleu*, ou *lac-mouffe*, qui, à ce que
je penfe, eft faite avec le tournefol;
j'en mets un peu dans nos eaux minérales; dans l'inftant elles prennent une
belle couleur rouge, qui femble devoir
être l'effet d'un acide.

§. 135. Cette expérience eft affez furprénante; le Syrop de violettes, les alcalis, ne font point affez fenfibles pour donner des preuves de l'a-
cide des eaux Minérales; le Syrop de
violettes ne témoigne d'abord ni l'acide, ni alcali; mais au bout de quelque
tems l'alcali étant debarraffé de fon
acide, lui donne une couleur verte.
L'alcali de l'eau Minérale ne manque-

roit pas de donner cette couleur à la
folution de tournefol, s'il étoit dégagé
de fon acide, qui l'empêche d'agir;
& pour quelle autre raifon l'empêche-
roit-il d'agir finon parce qu'il en eft
enveloppé?

§. 136. Le goût & cette expérience avec la lac-mouffe, témoignent affez la manière, dont l'acide eft combi-
né avec les élémens fixes des eaux Minérales. Cette union eft toute autre,
comme je l'ai déjà remarqué, que fi
une eau chargée d'acide eût diffout du
fer & de l'alcali; car dans ces cas l'a-
cide n'y domineroit pas, comme il
fait; témoins les vitriols & les fels
neutres, qui font bien différens du vitriol volatil & des fels neutres de nos
eaux, non feulement par le goût, mais
encore par l'épreuve avec la lac-mous-
fe; car quoi que le vitriol commun &
les fels neutres ordinaires contiennent
de l'acide plus puiffant que celui des eaux
Minérales, cependant il ne paroît guères au goût & il ne rougit pas la lac-
mouffe. C'eft que cet acide eft intimement uni au fer, ou à l'alcali. D'où
je conclus & je répete que l'union de
l'a-

l'acide avec l'alcali, le fer, la terre, dans nos eaux n'eſt pas de la même nature que celle, qui ſe fait par une eau coulante chargée d'acide ; que dans notre cas l'acide eſt attaché foiblement & ſuperficiellement aux corps fixes ; ce qui ne peut s'accorder avec le ſyſtème, dont il eſt queſtion.

§. 137. C'EST donc pour cette raiſon que l'acide des eaux Minérales eſt plus ſenſible que l'alcali, quoique celui-ci ſoit aſſez abondant & que cet alcali n'agit pas avant qu'il ſoit intimement uni avec ſon acide, ou que celui-ci ſoit évaporé. De-là cet acide, qui eſt trop foible pour changer la couleur du Syrop de violettes, ſoutient pendant quelque tems & empêche que l'alcali ne le verdiſſe. Mais il eſt aſſez ſuperficiel pour ſe montrer au goût & dans l'expérience, que je viens de rapporter.

§. 138. IL eſt en effet bien plus raiſonnable de croire que l'acide des eaux Minérales, qui eſt trés-volatil, agit plutôt vers le haut que dans tout autre ſens. C'eſt de-là que l'eau de la partie ſupérieure d'une bouteille d'eau aigregrefette eft plus fpiritueufe que celle du fond. Et s'il eft de la nature de cet acide de fe porter vers le haut, il paroît qu'il eft plus propre à parvenir & à agir fur le fer, la terre & l'alcali, étant réduit en vapeurs qu'étant épars dans une eau coulante, parce que la partie fupérieure de cette eau, qui feroit la plus chargée de l'acide volatil, ne toucheroit pas les corps qu'elle dóit diffoudre.

§. 139. OUTRE le raifonnement, voici une expérience, qui confirme mon fentiment & qui paroît indiquer comment la nature agit dans la formation des eaux Minérales. Je prens de l'eau chargée d'un peu de vinaigre & je la mets dans une cucurbite de verre. Je mets dans le Chapiteau du fel alcalin & de la limaille de fer. Je diftille & j'obtiens un produit, qui a une faveur légèrement acide & qui eft très-acide à l'odorat, ou le fer ne paroît que fort peu & l'alcali pas du tout. Je mêle cette liqueur avec du Syrop de violettes; il demeure quelque tems fans changer de couleur & à la fin il devient verd. C'eft précifement ce qui arrive avec les eaux de Spa. Qui revoquera en doute que cela ne provienne

de

de l'arrangement des parties qui empêche l'alcali, quoique plus puissant, d'agir comme alcali avant que l'acide soit ou absorbé, ou évaporé, parce qu'il est barré par cet acide, qui lui est attaché superficiellement?

§. 140. J'ai donc une expérience, qui contrefait le produit de la nature. Il en est d'autant plus probable que les eaux Minérales se forment par des vapeurs souterreines chargées d'acides, qui venant à rencontrer du fer, du sel alcalin, de la terre, les dissolvent & s'y unissent superficiellement.

§. 141. Quant aux sources, qui contiennent des esprits sulfureux, comme la Geronstère, la Sauvenière, elles paroissent en être rédevables à l'action de l'acide, qui outre les Minéraux fixes, qu'il dissout, dégage le souffre de quelque alcali, avec lequel il étoit réduit en *hepar*. Car ce souffre se manifeste de la même manière que si j'eusse dissous du souffre par l'alcali, qui est ce qu'on nomme *hepar sulphuris*, & que j'y eusse versé de l'acide. Pour d'autant mieux imiter la nature, je mets du *hepar sulphuris* dans le Chapiteau & de l'eau chargée

gée de vinaigre dans l'alembic. En diſtillant, j'obtiens une eau qui a le goût & l'odeur ſulfureuſe à-peu-près comme l'eau de la Geronſtère.

§. 142. Ainsi le tout peut s'expliquer par les vapeurs ſouterreines chargées d'acides, qui diſſolvent & dégagent tous les principes, qui entrent dans la compoſition des eaux de Spa. J'avouë que l'art n'imite que groſſièrement l'ouvrage de la nature, que l'acide, qu'elle emploie eſt plus actif, que le fer en eſt travaillé fort ſubtilement, que le ſouffre en eſt très-delié, enfin que les inſtrumens & les produits de la nature ſont plus parfaits que l'art ne puiſſe en emploier pour la contrefaire ; mais l'analogie n'en eſt pas moins parfaite.

§. 143. Cette cauſe de la formation de nos fontaines paroît d'autant plus aſſurée qu'elles ont un cours très-conſtamment égal ; & qu'aucune autre cauſe connuë, ne paroît pas pouvoir ſoutenir cette égalité ; touchant quoi je renvoie le lecteur au *Chap.* II. *De l'origine des fontaines.*

Fin de la Prémière Partie.

TRAITÉ

DES

EAUX MINERALES

DE

S P A.

DEUXIÈME PARTIE

Contenant la pratique de ces eaux, divisée en pratique raisonnée & en pratique expérimentale.

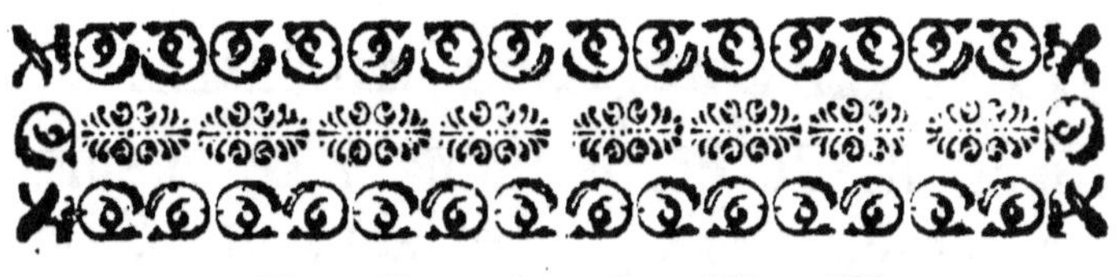

TRAITÉ

DES

EAUX MINERALES

DE

S P A.

SECTION I.

PRATIQUE RAISONNE'E

Qui traite par principes des effets des eaux Minérales de Spa fur le corps humain.

CHAPITRE I.

Du Méchanifme du corps humain &
des fonctions de l'ame.

§. 144. POUR avoir une idée jufte de l'effet des eaux Minérales, il n'eft pas moins re-quis de connoitre la ftructure & les fonc-

fonctions du corps humain & même ses dérangemens, que la nature & la puissance des eaux. Car il est certain qu'elles agissent rélativement à l'état du corps, auquel on les applique.

§. 145. La prémière chose, à laquelle il faut faire attention pour la connoissance de la structure de notre corps, c'est le nombre, la qualité & la proportion des élémens, dont il est composé. Selon la méthode la moins stricte §. 38. On doit reconnoitre neuf principes dans le corps humain, qui sont l'*eau*, la *terre*, le *principe inflammable*, l'*acide*, l'*alcali*, l'*esprit*, le *feu*, l'*air*, & le *principe propre du fer*.

§. 146. M. le Professeur *Gaubius* après un calcul raisonné suppose que l'*eau* entre dans la composition du corps humain pour environ $\frac{9}{10}$. La quantité proportionnée des autres principes ne peut guères être definie, quoiqu'il semble que la *terre* fait le plus grand poids du dixième restant. Le *fer* selon les expériences très-laborieuses de M. *Menghini* (*a*) s'y trouve à la quantité d'un

(*a*) Journ. des Savans d'Ital. tom. 3. pag. 645.

d'un scrupule , ou de 20 grains sur 2 onces de la partie rouge du sang, ou sur quatre onces de sang, tellement que le sang contient $\frac{1}{96}$ de fer. Ainsi suppoſant la plus médiocre quantité de ſang, qu'un homme puiſſe avoir , de 18 livres de 16 onces , elle contient 4 onces de fer.

§. 147. AUCUN de ces élémens ne ſe trouve pur & à découvert ; ils ſont tous étroitement combinés enſemble dans des différentes proportions , ce qui les fait paroître ſous des différentes formes & fait qu'on diviſe les parties du corps humain en ſolides & en fluides. Il convient d'en examiner les fonctions : nous commençerons par les parties ſolides.

§. 148. LES os, les muſcles , les vaiſſeaux , en un mot tous les ſolides ſont compoſés de filets, qu'on nomme *fibres* , extrêmement minces , tellement joints les uns avec les autres , qu'il en réſulte des parties ſemblables à quantité de machines , à des leviers, des colomnes, des pompes , des presſoirs, des cribles , des canaux de toute eſpèce, des réſervoirs, &c. qui font
tou-

toutes certains mouvemens, qu'on nomme les *fonctions* du corps.

§. 149. IL y a trois sortes de mouvemens prouvés par les Physiologistes dans les parties solides, qui sont l'action *élastique*, l'action *tonique* & l'action *musculaire* : j'en dirai quelques mots, sur-tout d'après mes Manus-Scripts des leçons de mes célèbres Professeurs de *Leide* & de *Paris*.

§. 150. L'*Elasticité* est le pouvoir, qu'ont les corps distendus, courbés, ou comprimés, de se remettre par eux-mêmes dans leur état naturel, lorsque la cause, qui les avoit fait changer de figure, cesse. Par exemple un fil d'archal étant plié se remet aussi-tôt que la cause, qui le tenoit plié, est ôtée. Il n'y a pas de fibre dans le corps humain, qui étant allongée, ou comprimée, ne tende à se remettre aussi-tôt qu'on cesse de lui faire violence.

§. 151. DANS le corps humain l'action élastique est proportionnée à la densité, c'est-à-dire, que les parties les plus solides sont les plus élastiques, comme les os.

§. 152.

§. 152. Ce n'eſt pas ici le lieu d'é-
plucher jusqu'aux minuties de ce ſujet ;
je crois cependant qu'il convient d'en
donner quelques règles fondamentales,
auxquelles peu de perſonnes, même peu
de Medecins, font attention, qui ne
peuvent par conſequent avoir une connoiſſance exacte des fonctions de notre
corps, encore moins des maladies,
des effets, des remédes & particulièrement du bon & du mauvais uſage des
Eaux Minérales, du repos de la veille, du mouvement, &c. que chacun
tire des conſéquences de ces principes ;
j'en donnerai quelques unes pour ſervir
d'exemples.

§. 153. Il ne faudra pas ſe me-
prendre au mot d'allongement, par lequel j'entens une tenſion, qui fait
quelque violence & pas un allongement provenant du ramoliſſement, où
les fibres loin d'être tendues ſont trop
molles & affoiblies, ce qui eſt le cas
des gens foibles, des phlegmatiques,
des hydropiques, &c. dont les fibres
fort tendres n'ont pas une grande élaſticité §. 151. il faut le prendre de même, lorsque je parle de relachement,

G

de

de diſtenſion, &c. le relachement, comme je le prens ici, eſt l'inaction d'une partie élaſtique: ailleurs relachement & foibleſſe ſont ſynonimes.

§. 154. 1°. Si une fibre eſt allongée, la tenſion & l'élaſticité en diminuent peu à peu. L'expérience d'une corde de baſſe, ou de violon, dont le ton aigu diminue à proportion qu'elle reſte tenduë en eſt un exemple & une preuve certaine. De cette propoſition il s'enſuit que dans la veille, le mouvement, le travail, où les organes ſont en action & la plupart bandés, le ton des fibres diminue & par conſequent qu'outre ce qu'y contribue la perte des esprits animaux, la diminution du ton, ou de l'élaſticité des fibres fait que les grandes veilles, le mouvement & les travaux exceſſifs affoibliſſent.

§. 155. 2°. Au contraire une fibre relachée, qui n'eſt aucunement bandée, acquiert peu-à-peu une certaine tenſion, comme on le voit arriver à la corde de baſſe, qui étant relachée ſera le lendemain plus tendue & aura par là un ſon plus aigu que la veille. C'eſt dans ce ſens ſur-tout que le ſommeil

rend

rend des forces & que le repos eſt neceſſaire après les grands travaux.

§. 156. 3°. Si vous relachés deux
parties, l'une tout à coup, & l'autre
par intervalles, la prémière ſera la plus
lache & la plus foible, parce que l'autre relachée peu-à-peu acquerera entre chaque intervalle une certaine tenſion, ce qui ſuit de la 2de. propoſition
§. 155. c'eſt pourquoi une perte de
ſang & toute autre évacuation grande
& ſubite produira une foibleſſe conſiderable & non pas celle, qui ſe fait
peu-à-peu.

§. 157. 4°. Si vous tendés deux
parties, l'une ſubitement & l'autre
peu-à-peu, la prémière aura plus de
tenſion que l'autre, quoiqu'allongées
également, parce que celle, qui aura
été tenduë peu-à-peu ſe relachera
toujours un peu après avoir été tenduë
ſelon la 1re. propoſition §. 154. ainſi il
y a plus de violence dans la partie tenduë ſubitement. De là une ſaignée eſt
d'un plus prompt ſecours dans l'inflammation, qui a fait là-même des grands
progrès que ſi elle avoit reſté plus de
tems à ſe former. De là nos vaiſſeaux

 n'exern'exercent pas tant d'élasticité dans l'abondance de fang venuë peu-à-peu que fi le volume en étoit augmenté par la rarefaction, comme dans les maladies inflammatoires, ou par quelque boiffon abondante.

§. 158. L'ELASTICITE' peut fervir dans beaucoup de cas pour determiner les degrés de fenfibilité dáns les fibres fenfibles. Car la fenfibilité eft proportionnée à la vibratilité, c'eft-à-dire, à la facilité qu'un corps a de faire des oscillations, ou des ébranlemens. Or la vibratilité & par conféquent la fenfibilité depend de ces trois conditions de l'élafticité de la partie, de fon degré de tenfion & de fa tenuité. Ce qu'on voit dans les inftrumens, qui ont des fons d'autant plus accelerés & plus aigus qu'ils ont des cordes d'une matière plus élaftique, qu'elles font plus tenduës & plus minces, ce qu'on voit, dis-je, dans les inftrumens & qu'on applique par raifonnement au corps humain, y eft demontré par quantité d'obfervations, de forte que le degré de fenfibilité eft proportionné à l'élafticité de la partie, à fa tenfion,

à

à la subtilité des fibres, & à la quantité des nerfs. Ainsi 1°. un tendon est
plus sensible que la partie charnuë; le
rein est plus sensible que le foye, celui-ci plus que le cerveau. 2°. L'inflammation, qui suppose une partie
gonflée & plus tenduë que dans l'état
naturel la rend plus sensible & même
douloureuse. 3°. L'engorgement restant
le même dans la partie enflammée, la
douleur en diminue à proportion que le
relachement arrive à la partie tenduë.
De-là la même inflammation peut
souffrir des remedes, qu'elle n'auroit
pas supportés la veille. 4°. De même
si on produit un relachement artificiel
à la partie douloureuse par un regime
emollient, par des cataplasmes, par la
saignée, la douleur doit aussi diminuer,
ce qui est conforme à l'expérience. 5°.
Dans les personnes delicates les fibres
étant plus minces elles ont plus de vibratilité, donc elles sont plus sensibles,
quoique quelquefois moins élastiques,
de même qu'une corde mince de violon est plus vibratile qu'une grosse corde de matière plus élastique.

§. 139. L'ACTION *musculaire* n'a
G 3 lieu

lieu que dans les fibres charnuës &
c'eſt cette proprieté, par laquelle les
fibres peuvent ſe contraĉter, c'eſt-à-
dire, ſe racourcir conſiderablement. Un
faiſeau de ces fibres ſe nomme *muſcle*,
qu'on connoit auſſi ſous le nom de
chair. Puiſque l'effet de cette a-
ĉtion eſt de racourcir le muſcle, ſi
les fibres compoſent une cavité comme dans le cœur, par leur contraĉtion
elles en diminueront la capacité, d'où
doit ſuivre l'expreſſion du ſang. Si ces
fibres agiſſent par le moyen d'un le-
vier, comme lorsque je veux lever un
poids, que j'ai à la main, il faut qu'un
ou pluſieurs muscles attachés à l'os de
l'humerus & à l'avant-bras ſe contra-
ĉtent, ou ſe racourciſſent. C'eſt en
gros l'idée de l'aĉtion musculaire: on
peut comparer cette idée à quantité
d'autres mouvemens, comme ſont la
marche, & différens manimens, que
nous faiſons des pieds, des mains, du
corps, qui ſe font par un ſemblable ra-
courciſſement des muscles, qui fait
que la partie la plus mobile doit être
tirée vers celle, qui eſt plus fixe.

§. 160. CETTE aĉtion eſt volontai-
re,

re , comme lorsque je veux lever le pied , la main , ce qui se fait par le racourcissement d'un ou de plusieurs muscles , qui se contractent à mon gré. Ou elle est purement mechanique, comme dans le cœur, ou les fibres dilatées par le sang se racourcissent independamment de la volonté.

§. 160. L'ACTION musculaire peut augmenter à proportion que les esprits se portent plus abondamment dans les fibres & tout étant égal elle est d'autant plus forte que les muscles sont plus élastiques & qu'ils ont plus de ton. De-là les personnes delicates n'ont pas la même force dans les muscles que ceux qui les ont plus durs & plus solides.

§. 161. IL est difficile de bien definir l'action *tonique*. C'est une propriété, qui n'existe que dans les fibres sensibles, c'est-à-dire, les fibres destinées aux sensations: c'est une contraction, un racourcissement, une tension dans le tissu des fibres ; mais cette contraction est insensible & ne peut être connuë que par les effets, qui en resultent. Cette action diffère de l'action élastique en ce que les corps à ressort ne se racourcissent que lorsqu'ils ont été tendus : ici les fibres se racourcissent sans avoir été tenduës; c'est plutôt un surcroît de tension. Elle diffère de l'action musculaire en ce que celle-ci n'a lieu que dans les muscles & qu'ils se contractent sensiblement.

§. 162. L'ACTION tonique se fait remarquer sur-tout dans les affections de l'ame; elle augmente dans le contentement, & encore plus dans la colère : elle diminue dans la tristesse, dans les affections soporeuses, dans la paralysie, &c.

§. 163. NOUS considererons presentement les fluides. Le *Sang* est assez connu, il se forme du *chyle*, qui est une liqueur ressemblant au lait, qui se fait des alimens, en partie par la pression de l'estomac & des intestins, & en partie par la dissolution, qu'en font la bile, la salive, le suc gastrique, &c. à laquelle contribuë la chaleur des parties, la boisson, &c. ce chyle est absorbé par des tuïaux, qui le portent dans la masse commune du sang, dans lequel il se change par l'action

ction des solides, sur-tout du poumon, & par son melange avec le sang déjà fait. L'on conçoit comment la différente force des fibres peut produire un différent sang & comment une acreté du sang sert comme de levain pour en reproduire du nouveau également corrompu.

§. 164. L'ACTION primitive du sang est la circulation. A' ce dessein il est contenu dans des vaisseaux de différens calibres: le cœur en est la basse; les artères & les veines lui sont continues & ce sont des tuyaux destinés à contenir le sang avec cette différence, que les artères le portent du cœur dans les autres parties & que les veines le rapportent au cœur. Une différence, à laquelle tout le monde peut reconnoitre les artères, c'est qu'elles font un battement sensible, qu'on nomme *pouls*. Le cœur a deux cavités, l'une regarde le devant de la poitrine, on la nomme cavité droite ou anterieure; l'autre est au derrière & on la nomme cavité gauche, ou posterieure. De la cavité anterieure du cœur il part une artère, nommée l'artère pulmonaire,

G 5

qui

qui porte le fang du cœur au poumon, d'où les veines le rapportent à la cavité pofterieure, où commence l'artère Aorte, par laquelle le fang fe diftribuë par tout le corps & étant parvenu aux extrèmités, il paffe dans les veines, qui le reconduifent à la cavité anterieure du cœur.

§. 165. CETTE circulation reconnoit pour fes principaux agens la contraction du cœur & des artères; lorsque le cœur fe contraête, fa capacité diminue, le fang eft obligé d'en fortir, il y a ouverture du coté des artères, le fang y entre, il y fait violence, il les diftend, celles-ci reagiffent en fe contraêtant, le fang par-là eft pouffé plus outre, il entre dans les veines, d'où le fang, qui pouffe à droit & l'aêtion des parties voifines le font rentrer dans le cœur.

§. 166. LES artères fe terminent de différentes façons; il y en a, qui fe continuent aux veines. Il y en a d'autres, qui deviennent fi minces, que le fang ne peut y paffer fans être divifé; alors un globule de fang fe divife en fix parties fereufes jaunatres. Il y a

en-

encore des vaiſſeaux plus ſubtils, par lesquels il ne peut couler que des humeurs extrèmement ſubtiles & transparentes. LEEUWENHOECK, celèbre Hollandois, connu par ſes microscopes, rapporte d'avoir diſcerné de ces vaiſſeaux deux millions de fois plus minces, qu'un poil de ſa barbe & d'autres encore plus delicats. Chacun de ces tuyaux a ſa fonction: il y en a, qui ſe terminent le long des fibres pour leur porter la nourriture ; d'autres, qui commencent où ceux-la finiſſent, reprennent ce qui ne convient pas, ou ce qui eſt ſuperflu. D'autres ſe terminent dans des cavités, comme du bas-ventre, dans les jointures, &c. par lesquels il transpire une humeur pour amollir, pour faciliter le mouvement, &c. d'autres s'abouchent dans les mêmes endroits pour reprendre ce qu'il y a de trop, ou ce qui a aſſez ſervi, ſans quoi il ſurviendroit une corruption, s'il n'y avoit pas de renouvellement. D'autres vaiſſeaux preparent des liqueurs pour ſervir à de certains uſages, comme la bile, la ſalive, &c. ou pour être evacuée, com-

me

me l'urine, qui se filtre dans les reins. D'autres se terminent aux surfaces ; la peau est toute percée par les vaisseaux, qui y finissent. C'est par ces pôres insensibles que le corps se repurge principalement des humeurs defectueuses. L'infatigable *Santorius* a remarqué qu'un homme, qui prend huit livres d'alimens, en perd environ cinq par la transpiration : ainsi il importe extrèmement qu'elle se soutienne dans le juste degré & que rien ne l'en empêche.

§. 167. JE viens de considerer les fonctions générales de notre corps regardé comme une machine méchanique. Toutes ces fonctions tendent à former une machine, qui ait relation avec un être d'une autre nature, c'est l'ame, qui a ses fonctions particulières & qui en a de relatives au corps.

§. 168. NOUS ne connoissons pas la nature de l'ame ; nous n'en appercevons que quelques attributs, qui sont la faculté de penser, celle de vouloir, de commander, d'aimer, de supplier, &c. ; la disposition à recevoir des impressions du corps & la puissance de lui en donner reciproquement. Les
pré-

prémiers attributs, penſer, vouloir, commander, &c. lui ſont les plus eſ-ſentiels : le penſer eſt un attribut de concept, les autres de panchant, &c. ceux-ci, qu'on connoit ſous le nom de paſſions de l'ame, ſont auſſi peu comprehenſibles ſous la faculté de pen-ſer que tous les attributs des corps ſous celui de l'etenduë : en effet que chacun conſidere ce qu'il ſent dans ſoi-même quand il penſe, ou qu'il veut, ou qu'il deſire, ou qu'il a quelque autre paſ-ſion : il s'appercevra que l'acte de pen-ſer ne lui donne d'autre ſentiment que celui de ſe repreſenter une choſe, c'eſt une idée ; ou celui de ſe repreſenter la liaiſon, ou la repugnance d'une choſe avec l'autre, c'eſt un jugement ; ou celui de tirer une conſequence de quel-ques jugemens, c'eſt-à-dire de penſer qu'un jugement eſt renfermé dans d'au-tres & c'eſt ce qu'on nomme raiſonne-ment. Ainſi penſer c'eſt ou ſe repre-ſenter une choſe, ou qu'une choſe convient, ou ne convient pas à l'au-tre, ou qu'une penſée s'enſuit de l'au-tre : mais le deſir, par ex., qui à la vé-rité ſuppoſe la penſée que la choſe de-

G 7

ſirée

firée convient, eft bien différent de la penfée même ; quand je defire quelque chofe, mon ame penfant préalablement qu'elle me convient, eft portée à la poffeder & ce panchant n'eft affurement pas une penfée ; j'en fens la différence & chacun peut la fentir mieux que je ne peux l'exprimer.

§. 169. La relation du corps avec l'ame eft très fenfible. Les nerfs en font les principaux organes. Cette matière eft des plus hautes. Je l'omettrai pour paffer à des queftions moins abftraites & plus effentielles à mon but.

CHAPITRE II.

Des maladies de L'ame.

§. 170. IL y a un rapport fi fenfible entre le corps & l'ame que le moindre écart, qui arrive dans l'une de ces deux fubftances, influë presque toujours fur l'autre. Pour traiter de la methode la plus fimple un fujet fi interreffant, nous confidererons ce qui

peut

peut concourir à faire naître le defor-
dre dans chacune des deux prifes fepa-
rement. Les Hypochondriaques au
moins me pardonneront de ce que je
fais mention des maladies de l'ame,
ce chapitre étant neceffaire pour la
connoiffance de cette maladie, qui eft
prefentement fort à la mode.

§. 171. DES Medecins peu Philofophes, qui penfent que l'ame n'agit
que fuivant la difpofition du corps, fe
perfuadent qu'elle n'eft d'elle-même
fujette à aucun derangement : fi elle
eft capable de douleur, de triftefle, fi
elle donne dans des penfées de travers,
fi elle folatre ; ils s'imaginent que ce
ne peuvent être que les effets de
quelque derangement du corps : comme on ne guerit le plus fouvent des
tels derangemens de l'efprit que par
des remedes, qui agiffent fur le corps,
il femble que c'en eft une preuve fort
plaufible : mais il s'en faut bien, fur-
tout dans la Medecine, que les fenti-
mens les plus communs foient confe-
quemment les plus vrais.

§. 172. PAR une definition analogue
à celle que donne M. BOERHAAVE des

ma-

maladies du corps je comprens fous le nom de maladie de l'ame toute condition, qui l'empeche d'exercer fes fonctions de la maniere qu'elle devroit faire naturellement.

§. 173. QUOIQUE nous ayons remarqué (§. 168.) que les paffions de l'ame font différentes de la penfée, cependant dans la pratique on peut n'avoir egard qu'à la penfée, parce qu'elle eft la bafe des autres fonctions; on ne defire, on ne veut, qu'autant que l'on eft dans la penfée qu'on peut, ou qu'il convient de la faire. S'il y en a, qui defirent un mal, comme leur mort propre, ou celle de leurs amis; fi l'on en voit, qui craignent que le foleil ne tombe fur leur tête; d'autres, qui craignent d'être damnés; c'eft dans le premier cas qu'ils en vifagent le mal pour un bien, foit dans la penfée que la mort leur epargneroit les peines de la vie, ou qu'elle les placeroit dans le Royaume celefte: dans le fecond cas c'eft que bornés dans leur connoiffance ils ont la penfée que le foleil n'eft pas affez ferme: dans le troifieme ils font frappés d'un prétenduë grieveté de leur
fau-

faute au de la miſericorde de Dieu; ou quelque autre raiſon ſemblable. Enfin qu'on examine quelque affection de l'ame que l'on veut, elle eſt conforme à la penſée; on n'a qu'à faire changer cette penſée & la paſſion changera de même, comme il eſt arrivè à un hypochondre, qui ſe croiant les jambes de verre n'oſoit marcher de crainte de les caſſer; le hazard lui ayant appris que ſa penſée avoit été fauſſe, il perd t la crainte & marcha comme un autre. Ainſi pour couper court ſur les cauſes des maladie de l'ame, on n'a qu'à faire attention à ce qui peut deranger nos penſées, puiſque celles - ci etant vitiées, les autres fonctions ſe derangent conformement.

§. 174. Les cauſes, qui nous empechent de penſer ſainement, ſont ou dans l'ame même primitivement, ou dans le corps.

§. 175. Que l'on diſe à quelqu'un contre toute attente qu'un procés important eſt perdu ſans reſſource; ou à un amant éperdument amoureux que ſa maitreſſe lui en a ſubſtitué un autre: il s'en afflige & c'eſt l'ame, qui reſſent

la premiere les effets de cette nouvelle : les paroles à la verité ont fait une
impreffion dans l'organe materiel de
l'ouïe ; mais l'affliction n'en eft pas une
fuite ; c'eft la connoiffance, qui a reful-
té de cette impreffion, qui fait que l'a-
me s'afflige. Ces fortes de cas, où l'a-
me fe derange fans que ce foit l'effet
d'une caufe materielle, font moins rares qu'on ne le penfe : qu'un homme
inquiet fur fa fanté croie appercevoir
un derangement dans fon corps fur des
principes faux, qu'il s'applique comme
on en a des exemples à l'egard de gens,
qui lifant des hiftoires de maladies, cro-
ioient reffentir les maux, qu'ils lifoient ;
comme quantité d'hypochondres, qui
entendant parler d'obftructions en res-
fentent d'imaginaires ; ne font-ce pas
autant de maladies de la cervelle ? je
rapporte à une même claffe ceux, qui
mal-inftruits fe laiffent frapper l'imagination par des fables de phantomes,
de fpectres, & craignent presque toujours, d'abord qu'ils font feuls, un esprit malin, un mort &c, qu'ils croient avoir devant les yeux. Qu'on
converfe avec des gens plaintifs, accou-
tu-

tamés à gemir ; souvent on croit avoir
des maux, qui sympatisent avec ceux,
qu'on entend. Que quelqu'un vous di-
se que vous avez mauvaise couleur,
que vous avez la mine d'être incom-
modé ; ce n'est qu'un badinage ; vous
prenez le change & vous vous laissez
persuader. Des telles maladies sont
très - réelles, puisque l'imagination est
frappée, que vos idées & vos jugemens sont détériorés & acccompagnés
des sentimens desagréables : jusques-là.
Cependant vous n'êtes malade qu'autant que vous croiés l'être ; changés
de pensée & vous serés guèri.

§. 176. Le célèbre *Ab Heers* rapporte des exemples (*a*) de plusieurs
morts occasionnées par la force de l'i-
magination ; comme ces cas confirment ce que j'ai avancé, il ne sera
point inutile d'en extraire ; un disci-
ple de *Nostradamus* ayant prédit à une
Dame des prémières familles de France qu'elle perdroit la vie à ses cinquièmes couches, elle differa de se marier
jusqu'à l'âge de 35 ans qu'elle épousa
un

(*a*) Observ. Med. Oppido raræ. Observ. VL

un Comte du pays de Liége. Ayant accouché 4 fois heureusement, d'abord qu'elle s'apperçut d'une cinquième grosseffe elle eut l'esprit si prevenu d'une mort certaine qu'elle s'abandonna à de triftes idées; elle prédit qu'elle en perdroit la vie & elle s'y prepara comme si elle n'eut pas voulu manquer au jour qu'elle croioit fixé. Le célèbre *Ab Heers* emploia tous les remèdes qu'il crut convenables, jusqu'à ce que cette Dame lui ayant appris la caufe imaginaire de fes peines, il tacha de la convaincre par le raifonnement & par la lecture de la vanité de l'aftrologie judiciaire, bien prévenu fur la nature & la cure des maladies de l'ame conformément à un vers grec, qu'il avoit traduit de cette forte,

Ægrentes animas nil nifi fermo levat.

Rien ne changea ce fort préjugé. Sur la fin du huitième mois, ayant foupé un jour un peu moins que de coutume, le lendemain matin elle fut trouvée morte dans fon lit par fon mari. Cette mort même eft une preuve de la fauffeté de la prediction; car cette Dame me n'eſt pas morte à ſes cinquièmes couches, mais dans ſa cinquième gros-ſeſſe.

§. 177. IL y a encore une claſſe de maladies de l'ame, qui dépendent d'une cauſe matérielle; pour en avoir un exemple, qu'on ſuppoſe un homme atteint de quelque maladie chronique, comme d'obſtructions dans le bas ventre, d'une dureté au foye, &c. Qu'il en ſoit perſuadé; jusques-là ſon ame eſt fort ſaine, elle a des idées de l'indiſpoſition de ſon corps, mais des idées juſtes: que ſi à force de ſe familiariſer avec ces idées elle leur donne trop d'étenduë, s'imaginant le mal plus grand qu'il n'eſt, elle a la même ſenſation que s'il l'étoit en effet; voilà la maladie imaginaire: de même que ſi, étant guèri de ſes duretés, de ſes obſtructions, l'ame reſtoit perſuadée par une continuité d'idées de la continuation de ces ſymptomes, c'eſt-à-dire, cet homme étant guèri & ne croiant pas l'être.

§. 178. JE ne crois pas qu'on puiſſe combattre cette doctrine des maladies de l'ame. Il eſt autant eſſentiel à l'eſprit

prit de penser & même de bien penser qu'à notre sang de circuler, qu'aux muscles de se contracter, &c. Les fonctions de l'esprit sont à l'esprit, ce que les fonctions du corps sont par rapport au corps. Par conséquent, si le corps étant derangé dans ses fonctions est dans l'état, que nous nommons *maladie*, pourquoi le même état de l'ame ne devroit-il pas être également nommé *maladie* ?

§. 179. L'on ne peut rejetter ce système comme inutile, puisque dans la pratique un Médecin Philosophe ne doit pas donner moins d'attention à tourner la pensée de son malade d'un côté favorable à la guèrison qu'à lui prescrire les remèdes convenables; soit en lui faisant naître des passions, comme le contentement, l'espoir de guèrir; soit en reprimant celles, qui lui sont contraires, comme la crainte de mourir; soit en changeant ses jugemens, comme en le dissuadant de la pensée qu'il a que sa maladie est incurable; soit en le trompant, feignant d'applaudir à son préjugé & le lui faisant changer par un stratagéme, comme

me il eſt arrivé, il y a quelques années à Spa, à un hypochondriaque,
qui croioit entendre continuellement
des pigeons piper dans ſon ventre, auquel un homme entendu dit qu'il avoit
vu des cas ſemblables & qu'il ne dou-
toit nullement de la réalité du fait,
qu'il entendoit le ramage des pigeons
& qu'il lui promettoit de le tirer d'af-
faire. Pour quel effet lui ayant donné
une bonne doſe de pilules & le faiſant
promener pendant l'opération dans le
Jardin des Pères Capucins, il eut la
précaution de mettre une perſonne
derrière les lieux pour y jetter des
pigeonneaux, qui ſe rencontrant à
propos avec le prémier benefice lui firent crier miracle & le perſuadèrent
toujours plus de ſa prétenduë maladie
& d'une certaine guériſon, de ſorte qu'à
la ſuite il eut l'imagination fort ſaine.

§. 180. S'il eſt beſoin d'autorité
pour confirmer ces principes, nous en
avons une très-reſpectable dans l'orai-
ſon Académique (a), que fit mon cé-
lè-

____

(a) H. D. Gaubii Sermo Acad. de Re-
gim. mentis, &c.

lèbre Profeffeur M. GAUBIUS, lorsqu'il fe demit de la dignité de *Recteur Magnifique* le 8. Févr. 1747. dans laquelle ce fçavant Pr feffeur fait très-bien fentir qu'il y a des cas, où les caufes des maladies font dans l'ame même, de forte que, quoique la conduite de l'efprit paroiffe être uniquement du reffort de la Philofophie, fi l'on eft en droit de difputer aux Médecins d'entreprendre la cure de ces maladies, l'on ne peut nier que dans ces cas les Médecins doivent eux-mêmes fe comporter en Philofophes.

§ 181. COMME nous venons de voir que l'ame peut être dérangée d'elle-même, il n'y a pas de doute qu'elle ne fe dérange le plus fouvent par une pure difpofition du corps, foit maladie, foit tempérament. C'eft de là que dans la fièvre le battement de quelques artères agitant trop fortement les fibres de la retine, y caufe non feulement des vifions de certaines couleurs, mais auffi de fpectres, de phantomes, le plus fouvent de couleur de feu, qui outre l'action du fang agité fuppofent l'ame effraiée & comme ébranlée des

coups

coups de ces artères. De pareilles vi-
sions, de pareilles terreurs mal fondées, des délires, &c. naissent très-
souvent d'une pareille agitation des
humeurs, qui secouent les nerfs, le
cerveau, &c. C'est pour de sembla-
bles raisons qu'une ame si sotte, si stu-
pide, dans un corps peu favorable seroit plus parfaite, si elle étoit logée
dans des organes bien arrangés. De-
là la vérité du proverbe, *heureux, qui
est sain de corps & d'esprit.* La santé
de celui-la consiste dans une parfaite
disposition de ses parties, qui les rend
propres à faire certains mouvemens
dans le juste degré. La santé de l'esprit doit, ce semble, consister dans
le pouvoir de former des idées justes,
d'en faire des jugemens vrais & d'en
tirer des conséquences légitimes.

CHAPITRE III.

Des maladies du corps en général & de quelques unes en particulier, telles que l'obſtruction, le relâche- ment, la paſſion hypo- chondriaque, &c.

§. 182. JE ne m'oblige à traiter cet- te matière que rélative- ment aux idées, que je crois néceſſaires pour la pratique des eaux Minérales. Je commence par l'an- cienne diviſion des maladies en *aiguës & chroniques.* Les maladies *aiguës* ſont celles, qui ſont de peu de durée & ac- compagnées de douleurs vives, ou de grand danger. Les maladies *chroniques* ſont celles, qui ſont de longue durée.

§. 183. JE diviſe les maladies *ai- guës* en deux claſſes ; je rapporte à la prémière celles, qui étant terminées ne laiſſent pas des cauſes cachées pour occaſionner la récidive, comme les fièvres chaudes, la dyſſenterie, la pe- ti-

tite verolle, &c. Je fais une seconde
claſſe de celles, qui ayant achevé leur
cours laiſſent une diſpoſition ſingulière pour les faire renaître avec le
tems, comme l'éryſipelle, le rhumatiſme, &c, qui laiſſent les parties,
qui ſont le ſiége de l'inflammation plus
relachées enſuite de la tenſion & parlà plus capables de recevoir les humeurs, qui s'extravaſent ; la colique,
l'apoplexie, l'épilepſie, &c., qui ſelon leur différente nature laiſſent des
cauſes de récidive.

§. 184. LES maladies *chroniques*
ont ordinairement pour cauſe, ou au
moins pour effet, le relachement, la
rigidité, la contraction, ou la deſtruction des ſolides. Le trop, ou le trop
peu de conſiſtance, l'acreté, la mauvaiſe proportion, l'abondance, l'épuiſement, le défaut de mouvement des
liquides.

§. 185. TOUS ces vices peuvent
être plus ou moins grands ; plus ou
moins univerſels ; plus ou moins compliqués ; & chacun a encore ſes différences particulières ; par exemple l'acreté peut-être alcaleſcente, ou incli

nant à la pourriture ; elle eſt quelquefois acide, muriatique, huileuſe, rancide, &c.

§. 186. La proportion entre les calibres des vaiſſeaux & les matières, qu'ils contiennent étant vitiée, donne l'idée de *l'obſtruction*, qui eſt une cauſe très-fréquente des maladies chroniques. M. Gaubius la définit à-peu-près comme M. Boerhaave, l'obturation d'un canal, qui barre le paſſage à la matière, qui doit y paſſer, provenant de l'excés de la matière audeſſus de la capacité du vaiſſeau. Ainſi un ſang trop épais, trop ténace, coagulé, ou forcé dans de trop petits vaiſſeaux ; les autres humeurs épaiſſies, ou extravaſées ; le calcul ; diverſes concrétions ; produiſent des obſtructions de la part du contenu. La compreſſion, la contraction, la coalition ; &c., en font du côté des parties contenantes, ou des vaiſſeaux.

§. 187. La foibleſſe & le relâchement des fibres conſiſtent dans le trop peu de cohéſion des parties, de ſorte qu'elles ſoient trop molles, trop tendres, trop peu fermes. Cette foibleſ-
ſes ;

ſes; ce relâchement, proviennent de diverſes cauſes; d'épuiſement; du dé-faut de nutrition; du défaut de mou-vement; de diſtention; des alimens & des boiſſons aqueuſes, chaudes; des alimens; ils dépendent auſſi de l'age, du ſexe, du tempérament.

§. 188. Après avoir déduit les cau-ſes les plus générales des maladies chro-niques, je deſcendrai à une maladie fort commune & dans laquelle les eaux de Spa ſont très-efficaces; on la nom-me *vapeurs*, ou *paſſion hyſtérique*, dans le beau ſexe; & *hypochondrie*, ou *paſ-ſion hypochondriaque* dans les hommes. L'on confond ordinairement ces deux maladies & on ne les diſtingue que par le nom, quoiqu'elles ſoient un peu différentes & par les cauſes & par leur nature.

§. 189. La cauſe principale de ces maladies paroît être ordinairement quel-que embarras, quelque obſtruction au bas ventre. Tantôt c'eſt un ſang groſ-ſier, visqueux, qui croupit, ou qui coule difficilement; tantôt quelque autre ma-tière épaiſſie; ou arrêtée par le refroi-diſſement, ou des ſpaſmes des canaux.

§. 190. CETTE obſtruction empêchant le mouvement progeſſif du ſang,
y occaſionne des nouveaux engorge-
mens. De-là les humeurs ayant un
moindre eſpace pour circuler, elles
doivent ſe porter plus abondamment
vers d'autres parties, ce qui fait des
irritations, d'où ſuivent les ſpaſmes,
qui attaquent ordinairement la gorge,
l'eſtomac & quelquefois toutes les parties ſenſibles du corps.

§. 191. LES ſpaſmes, ou les con-
vulſions, ſurviennent d'autant plus que
les perſonnes attaquées de ces maladies ont ordinairement les fibres foibles
en tout, ou en partie.

§. 192. LA foibleſſe des ſolides eſt
en partie cauſe de la mauvaiſe élabora-
tion de la bile & des humeurs, qui ſe
filtrent dans l'eſtomac & les inteſtins.

§. 193. AINSI de la foibleſſe des
fibres dépendent ces ſymptomes, dont
quelques uns ſe comprennent ſous le nom
même de foibleſſe; les autres par ce
qui a été dit dans les deux derniers articles; les ſyncopes, ou les évanouiſſe-
mens, les indigeſtions, les corruptions dans les prémières voies, les a-
mas

mas de flatuofités, les rots, le ho-
quet, &c. la facilité à entrer en convulfions.

§. 194. L'Obstruction occa-
fionne la pefanteur, la tenfion, la dureté, la tumeur, la douleur des parties ; elle empèche la progreffion du
fang ; elle excite les parties à entrer en
convulfions.

§. 195. Les convulfions occafion-
nent des fenfations différentes felon la
force qu'elles ont & les parties, qu'elles attaquent: ce ne font pas feulement
les parties, qui communiquent enfem-
ble, le foye, la rate, l'eftomac, &c.
qui fouffrent dans les accès; presque
toutes les parties du corps font enga-
gées dans le combat: les uns fouffrent
des étranglemens à la gorge, les autres des contractions à l'eftomac;
ceux-ci ont la refpiration empèchée,
ceux-la ont une perte de voix; je
traite actuellement une perfonne hyfterique, qui eut dernièrement un accès,
qui lui fit perdre la parole pendant
plus de quatre heures; il furvient fouvent des points, des fyncopes, des angoiffes, des palpitations de cœur, des
H 4 las-

laffitudes , des vents , des borborygmes, des vomiffemens, des coliques,
&c.

§. 196. Cette maladie ne s'en
tient pas au corps feulement ; l'état du
corps fe rapporte tellement à l'ame
qu'elle ne peut s'empêcher de prendre
part à fon derangement. Cette ame
devient d'un naturel mobile. & variable
comme fon corps ; ces fortes de perfonnes rient & pleurent pour des
riens ; ils font inquiets fur leur mal, ils
s'accoutument à y penfer férieufement,
ils prennent plaifir à en entretenir
ceux, qui ont la complaifance de les
écouter ; ils s'en rendent les idées fi
familières , ils s'étudient fi bien à en
connoître toute l'étenduë, que fouvent
à force de s'examiner ils joignent à u-
ne maladie réelle un grade de maladie imaginaire.

§. 197. Une différence entre les
paffions Hyfterique & Hypochondriaque, c'eft que la paffion Hyfterique
n'arrive ordinairement qu'aux perfonnes delicates ; l'autre arrive à des hommes de différentes complexions.

2°. La foibleffe eft ordinairement
plus

plus générale dans les Hysteriques ; elle est quelquefois générale dans les Hypochondriaques, mais plus souvent particulière & se borne souvent aux prémières voies.

3°. L'Obstruction n'a pas tout-à-fait le même siège dans les deux espèces de maladies.

4°. L'Obstruction est ordinairement plus opiniatre dans les Hypochondriaques ; mais lorsqu'elle est obstinée dans la passion Hysterique, elle y est plus dangereuse, comme dans la perte des mois, &c.

5°. La passion Hysterique depend souvent du tempérament & des couches ; la passion Hypochondriaque provient ordinairement de la vie sédentaire & surtout lorsqu'après s'être exercé dans la jeunesse, l'on devient sédentaire dans un age plus avancé.

6°. La passion Hysterique a ses accès plus rélativement aux causes materielles ; les pensées, les inquiétudes, les accelerent plus ordinairement dans les Hypochondriaques.

7°. La passion Hystérique ne provient guères de l'imagination. La pas-

 sion

sion Hypochondriaque en naît assez souvent. Voiés le Chap. II.

8°. La passion Hysterique est plus généralement réelle; la passion Hypochondriaque est ordinairement en partie imaginaire.

9°. Les Hysteriques n'ont pas des idées si étranges qu'on en remarque souvent dans les Hypochondres. Ce n'est pas à dire que des femmes ne puissent être incommodées des mêmes causes & de la même manière que les Hypochondriaques, & qu'elles ne puissent par conséquent avoir des idées aussi étranges : la personne, que j'ai citée §. 195., est une femme, qui dès long tems Hysterique, l'est actuellement, ou est actuellement Hypochondriaque de la même manière que son mari, qui de chagrin tant à l'égard du spirituel que du temporel à été réduit à n'avoir d'autre pensée que celle d'être le plus malheureux des hommes & qu'il sera sûrement damné : l'homme est guèri, mais les afflictions, les saisissemens, que sa femme a eus pendant son incommodité lui ont rendu les mêmes idées si familières, qu'elle s'en s'en est laissée surmonter, de sorte qu'elle a rencheri sur l'extravagance, ou plutôt sur la foiblesse du mari, car elle a resté pendant quelques semaines dans l'opiniâtreté de se croire morte, qu'on avoit fait ses obseques, qu'elle étoit damnée, &c. Elle est présentement attaquée d'une fièvre continuë avec delire, qui paroît vouloir se terminer favorablement.

§. 198. Je dis que l'on a remarqué des idées fort étranges dans les Hypochondriaques. J'en donnerai quelques exemples outre ceux, qui ont été cités au chapitre précédent. Il y en a, qui se sont imaginés d'avoir des jambes de paille, de verre, de beurre; les uns d'avoir la bible, une horloge sonnant continuellement, dans la tête; quelqu'uns ont crû être metamorphosés en cocqs, en diables; d'autres se sont donnés pour des Dieux, j'en connois un de cette espèce; d'autres croient être des Monarques, des Prophêtes &c. toutes ces idées ne proviennent pas uniquement de l'imagination, comme de la cause principale; les derangemens du corps en sont la cause la

plus

plus commune, quoique je sois d'avis que la disposition de l'esprit y fasse aussi sa partie. Voiés le Chap. précédent.

CHAPITRE IV.

De l'effet des principes des Eaux Minérales de Spa, sur le corps humain, considerés particulièrement.

§. 199. Nous avons demontré (§. 76. & suivans) que les principes des Eaux de Spa, sont l'*Eau*, le *fer*, un *esprit acide*, du *souffre*, du *sel alcali*, une sorte de *terre*, & de l'air, & probablement du *sel commun*, & du *sel de Glauber:* nous considererons leurs effets principaux, surtout rélativement au sujet de la pratique des Eaux Minérales.

§. 200. L'Eau 1°. dissout toutes les matières salines; par-là elle adoucit les acretés & leur sert de vehicule pour les conduire hors la masse commune.

2°. Elle delaye nos humeurs &

les

les rend plus liquides, plus mobiles, plus pénétrantes.

3°. ELLE amollit & relâche les fibres; par-là elle empêche la rigidité, la concrétion.

4°. C'EST un des meilleurs, s'il n'est pas le meilleur diffolvant, que l'on puiffe prendre intérieurement pour le calcul. Les principes fortifians des Eaux Minérales empêchent le trop grand relachement, qui refulteroit de l'Eau fimple emploiée à cet effet.

5°. ELLE tempere & diftribuë plus univerfellement l'action des esprits, des aftringens, enfin de tout ce qui agiroit avec beaucoup de force fur le corps humain, par exemple, les esprits, le fer, des Eaux Minérales, &c.

6°. ELLE fert de vehicule aux autres principes des Eaux Minérales, qui pénétrent par fon entremife dans des tuyaux très fubtils, d'où fuivent leurs effets principaux.

§. 201. AVANT de parler de l'action du *fer* fur le corps humain: je dois avertir qu'elle n'eft pas bornée aux prémières voies, mais que ce metal entre dans la maffe du fang. Les

fa-

ſavans en ſont convaincus par des expériences certaines & les autres voudront bien m'en croire ſur l'analyſe
rapportée §. 146.

1°. Le fer eſt le fortifiant le plus
ſouverain que l'on connoiſſe pour tous
les cas, où il y a du relâchement dans
les fibres; il en rapproche les élémens,
il les rend plus denſes, par conſequent
plus élaſtiques, elles agiront donc a-
vec plus de force, le tout conformément à ce qui a été dit au Chap. I. du
Mechanisme &c.

Le fer convient par-là avec les a-
ſtringens, mais il en eſt très bien di-
ſtingué par une autre proprieté, qui
eſt d'être le desobſtruant le plus efficace que l'art connoiſſe pour tous les
cas, où il y a obſtruction provenant
d'humeurs épaiſſies non inflammatoires, lentes, visqueuſes, froides, a-
queuſes, ou acides.

3°. Le fer des Eaux de Spa produit
éminemment ces effets parce qu'il y
eſt très ſubtilement diviſé & que les
parties ſpiritueuſes lui ſervent comme
d'éperons pour le pouſſer dans des
tuyaux très deliés.

4°.

4°. L'on dit communément que le fer est aperitif & astringent, & cela est vrai, mais dans des sens différens: 1°. il est astringent à l'égard des solides, c'est-à-dire, il en rapproche les élémens, il en resserre le tissu; par-là de foibles il les rend forts, de lâches il les rend denses. Par une consequence de cette vertu il est astringent à l'égard des humeurs, qui coulent trop abondamment ensuite du relâchement des vaisseaux, qui ne peuvent les contenir; par-là il l'est encore à l'égard des humeurs, qui s'extravasent, ou qui fluent copieusement à cause de leur tenuité & de leur dissolution provenant de l'inaction des solides. 2°. Il est aperitif en donnant aux fibres la force de pousser & de faire couler les humeurs, qui croupissoient par leur inaction; il l'est encore parce qu'il divise les humeurs épaissies; ce qui me paroît se faire méchaniquement par le poids & la dureté des parties ferrugineuses, qui sont agitées dans les tuyaux & qui se heurtent contre les humeurs épaissies à-peu-près comme du petit plomb, ou du sable, agité dans une bouteille.

en

en detache le tartre; par-là le fer rend ces humeurs propres à circuler, il en debarraffe les vaiffeaux, qui en font farcis: il les évacue ordinairement par les urines & quelquefois par d'autres voies. 3°. Le fer eft encore tantôt aftringent & tantôt apéritif par des conditions particulières; par exemple s'il rencontre beaucoup d'aigreurs dans les prémières voies, il peut s'y unir & fe réduire en vitriol, qui fera quelquefois apéritif par les urines, quelquefois par les felles. Si au contraire il y rencontre trop de viscofités, il fera des effets tout oppofés, comme nous le remarquerons dans une note particulière. Il fera encore tantôt l'un, tantôt l'autre de ces effets, par quantité d'autres raifons, auxquelles les Medecins devroient faire beaucoup d'attention.

5. Outre que le fer fortifie les fibres en les rendant plus compactes (n°. 1°.) & par-là plus élaftiques (§. 152.); il fortifie encore le fyftéme nerveux & il le ranime par la chaleur & par les esprits fulfureux élaftiques; qu'il donne lorsqu'il vient à rencontrer des acides. Ce font ces esprits, qui

oc-

occasionnent souvent des rots nidoreux, qui sont des preuves de l'efficace de nos Eaux dans les aigreurs.

6°. LE fer est nuisible dans tous les
cas, où il y a rigidité des fibres, où les
humeurs sont inflammatoires tendant à
la pourriture, où les prémières voies
sont farcies de viscosités, où le mouvement est trop fort, à moins qu'il ne
soit augmenté par des acides, &c. Ce
sont des conséquences des vertus du
fer, il rend les fibres plus compactes,
ou plus roides, il augmente la chaleur,
le mouvement, &c. & lorsqu'il vient
à rencontrer des humeurs fétides, cor-
rompuës, pourries, qui absorbent son
acide, s'il est dissous, comme il l'est
dans nos Eaux Minérales, il se change
en une chaux metallique, fort pesante,
astringente, qui donne naissance à des
obstructions très dangereuses, comme
on peut le voir dans la Chymie de
BOERHAAVE (a). Il fait des effets é-
galement pernicieux, lorsqu'il trouve
des amas de viscosités dans les prémières voies, il s'y invisque, il s'en forme

(a) Process. 162. & 163.

me une pâte indomptable, d'où naiſſent des anxietés, des ventoſités, des peſanteurs, des obſtructions fort opiniatres, la conſtipation, &c. ce que j'avance d'après le même auteur (*a*). Cela arrivera encore plus, ſi outre les viscoſités, les prémières voies contiennent des matières terreſtres; car le fer joint aux parties terreſtres, ſe convertit bientot en une maſſe dure, comme nous le voions dans la cimolée & comme un célèbre naturaliſte (*b*) l'a remarqué à l'égard de l'ochre & de l'eau de fer, qui coagulent les parties terreſtres. Le même naturaliſte ajoute que du ſable, qui contenoit des parties ferrugineuſes, a acquis en 14 jours une telle dureté, qu'on auroit eu peine à le caſſer à coups de marteau. J'ai vû une pareille concrétion, chez Mr. Godart, Medecin très célébre à Vervier. C'eſt un morceau formé de ſable & de la diſſolution d'un clou, qui eſt

(*a*) Boerhaave *Lect. Publ. de Morb. Nervor.* Mſſ.

(*b*) Mr. Linnæus. Voiés *les Amœnit. Academ.* Vol. I.

eſt encore au milieu de la maſſe, laquelle eſt dure & ſolide comme une pierre. Ce morceau a été trouvé ſur le bord de la mer a deux lieuës de Leide. Puiſque le fer & la terre forment de pareilles maſſes, l'on voit combien peut être pernicieux l'uſage de la magneſie, du corail, &c. avec les remedes ferrugineux.

7°. Si cependant l'uſage du fer eſt convenable dans quelques cas, où ſe rencontre une indication contraire (n°. 6°.), un Medecin, qui entend ſa profeſſion, pourra ſouvent y obvier; par exemple en debarraſſant ſes prémières voies des viscoſités, des matières alcalescentes, lorsqu'on a remarqué ces contre-indications; en preſcrivant des acides & des acescens dans les cas d'humeurs inflammatoires; en pourvoiant par d'autres remédes à la rigidité des fibres d'une partie, lorsque d'un autre coté on dirige l'action du fer vers les parties affoiblies &c.

CES dogmes ſont fondés ſur l'autorité des ſavans de tous les ſiècles.

§. 202. L'ESPRIT *acide* de nos Eaux Minérales 1°. en tient le fer diſſous &

le

le rend propre à agir fur le corps humain.

2°. Cet acide eft fi fubtil qu'il paroît agir directemen fur les nerfs en les excitant & les animant. Les rots, à-peu-près femblables à ceux, qui fuivent la boiffon des liqueurs fermentantes, comme le moût, le vin mouffeux, la bierre nouvelle, &c. en font des preuves fuffifantes. L'Affoupiffement journalier, qui fuit l'action des Eaux & furtout du Pouhon, qui abonde en efprits acides, eft encore un argument de l'action dans le fyftéme nerveux, qui doit être rapportée à l'acide fpiritueux plus qu'à un autre principe.

§. 203. Le fouffre commun diverfement allié & melangé eft donné par Mr. Boerhaave pour échauffant, ftimulant, defficatif; il adoucit fouvent les acretés, étant pris interieurement, ou appliqué extérieurement, ce que l'on remarque dans la gale, la demangeaifon, &c. plufieurs lui attribuent des vertus pectorales & antiphthifiques.

1°. Le *fouffre* des Eaux de Spa étant

tant très subtil, les effets, qui dependent de son activité, doivent en être d'autant plus considerables. Ainsi l'esprit sulfureux de nos Eaux Minérales doit être fort échauffant, stimulant & dessicatif: l'expérience confirme cette règle; la Geronstère echauffe, fortifie & desseche considerablement plus que toutes les autres sources, qui ne lui sont inférieures que par la moindre quantité, ou la moindre activité de ce principe. On le remarque souvent par la belle couleur vermeille, que cette Eau donne aux buveurs en fort peu de tems.

2°. LE souffre doit être d'autant plus adoucissant dans les Eaux Minérales, qu'il y est moins actif; de-là la Geronstère est nuisible dans toute sorte d'acretés; au contraire la Sauvenière, la Groisbeeck, dans lesquelles domine un souffre temperé, sont souvent d'une grande efficace dans les maladies cutanées, dans le scorbut & plusieurs sortes d'acretés.

3°. LE souffre des Eaux Minérales rechauffe & fortifie d'autant plus, lorsqu'il est actif comme dans la Geronstère, re, & il adoucit d'autant plus les acretés lorsqu'il eſt temperé, comme dans la Sauvenière, qu'il eſt fort subtilement diviſé & qu'il pouſſe ſes effets jusqu'aux extremités des plus petits vaiſſeaux.

4°. LES qualités tant vantées du ſouffre de faire expectorer, d'être bon dans l'aſthme, la phthiſie, enfin dans toutes les maladies de la poitrine, ſont presque généralement vaines; le ſouffre ouvert par quelque alcali, mais ſurtout le ſouffre de la Geronſtère, paroît convenir dans ces maladies, lorsqu'il s'agit d'échauffer & de deſſecher, comme dans l'aſthme provenant de phlegme, dans les catarres; ou lorsqu'on veut fortifier & exciter, pour aider ou provoquer l'expectoration, dans quel cas la Geronſtère peut convenir aux phthiſiques, dont elle peut consolider la cicatrice du ſac purulent.

§. 204. L'*alcali* & la *terre* des eaux Minérales ſont anti-acides. Cet alcali, le *ſel commun* & le *ſel de glauber*, ſont aperitifs, ils diviſent les matières épaiſſies, ils ſtimulent & par ces effets
ils

ils concourrent au bon effet des eaux Minérales.

§. 205. Il ne faut pas croire que la nature ait mis en vain une grande quantité d'*air* dans nos fontaines : il sert de ressort aux parties spiritueuses & par-là il en augmente l'action.

CHAPITRE V.

De l'effet des principes de nos eaux Minérales réunis, ou de l'action de ces eaux sur le corps humain.

§. 206. Un des prémiers effets des eaux de Spa sur le corps humain, c'est de refraîchir par leur froid actuel; d'où l'on ne doit pas conclure qu'elles sont refraîchissantes; elles ne le sont pas autrement que le vin à la glace, lequel, quoiqu'il rafraîchisse au tems de la boisson, est cependant échauffant de sa nature. Ceux, qui ont quelque connoissance de la Médecine savent combien il est besoin de circonspection pour éviter les dangers,

aux-

auxquels ce refroidissement peut expo-
fer ceux , qui ont des maladies de la
poitrine & les personnes fort sensibles.
Je m'en suis expliqué dans la préface,
que j'ai faite à la traduction de la dis-
fert. de M. DE PRESSEUX.

§. 207. LE goût des eaux Minérales est une preuve qu'elles agissent d'a-
bord sur les fibres; cette action ne peut
qu'être conforme à la nature de cés
eaux , qui est d'être fortifiantes, sti-
mulantes, &c.

§. 208. LES rots aigrelets (§. 202.
nº. 2º.) & nidoreux (§. 201. nº. 5º.)
témoignent la séparation d'une partie
des esprits & le dégagement des esprits
sulfureux élastiques du fer ; d'où j'in-
fère que leurs effets s'exercent déjà
dans les prémières voies , ce que j'ai
en partie remarqué plus amplement
dans la préface , que je viens de citer.

§. 209. LA noirceur des excrémens
montre bien qu'une partie du fer des
eaux se précipite dans les prémières
voies , ce qui est une suite de la séparation des esprits (§. 208.)

§. 210. LA salive, la bile , le suc
gastrique, les viscosités , étant toutes
d'u-

d'une nature favonneufe, ou gommeu-
fe, les eaux Minérales doivent s'y u-
nir, les delayer, les rendre plus mobiles, en évacuer le fuperflu : elles
détruifent par-là le nid des vers, qu'elles tuent auffi à caufe du fer, qui eft
reconnu pour un bon anthelminti-
que, à quoi concourt probablement
l'action des efprits fulfureux, puifque
la Geronftère l'emporte dans ce cas fur
les autres fources. Voiez les Obferv.
33. & 34.

§. 211. CEPENDANT les vifcofités
trop tenaces, ou inclinant trop à la
pourriture, au lieu de fe corriger s'in-
visquent avec le fer, qui fe précipite
(201, no. 6º.). Ainfi il eft neceffaire
de les évacuer avant que d'entreprendre
l'ufage de nos eaux minérales.

§. 212. LES eaux étant parvenues
dans le fang, elles le delayent, elles en
augmentent le volume, enfuite elles y
exercent les effets, qui dependent de
la combinaifon de leurs principes.

§. 213. ELLES agiffent non feulement fur le cœur & les vaiffeaux les
plus confiderables, ce que l'on voit
par l'augmentation de la circulation,

I

mais

mais auſſi ſur les partiès les plus fines, le cerveau & les nerfs, ce qui paroît par l'aſſoupiſſement des buveurs ſur tout dans le commencement qu'ils en font uſage & par la cure des maladies des nerfs.

§. 214. ELLES gueriſſent les obſtructions qui dependent de viſcoſités dans les petits vaiſſeaux, dont l'action augmentée par le fer & les eſprits, ne permet pas que le fer s'invisque & ſe condenſe avec ces matiéres (voiés 201. nᵒ. 4ᵒ. & dans cette note le nᶜ· 2ᵒ.). Elles gueriſſent encore les obſtructions, qui dependent d'autres matiéres epaiſ-ſies, de concretions calculeuſes, d'hu-meurs lentes, froides, aqueuſes, acides.

§. 215. ELLES ſont efficaces dans les maladies, qui proviennent du relâ-chement, de la foibleſſe des fibres.

§. 216. LES eſprits élaſtiques qui s'é-chappent du fer, les autres eſprits ſul-fureux & acides des eaux de Spa paroiſ-ſent ſuppléer au défaut des eſprits ani-maux, ou du moins concourrir à leur ac-tion & rendre du ton aux nerfs & aux fibres ; & par là nos eaux minérales ſont très efficaces dans pluſieurs maladies

des

des nerfs, tremblement, paralyſie, é-
puiſemens, &c.

§. 217 ELLES gueriſſent ſouvent les
acretés du ſang, la cachexie, le ſcor-
but, &c.

§. 218. ELLES ont ſouvent évacué
des abſcés des diverſes parties du corps.
Mais avant que de conſeiller l'uſage de
nos eaux dans les maladies, qui en dependent comme les conſomptions pro-
venans d'abſcès au poumon, ou autres
parties, il faut être aſſuré que le pus
eſt de bonne conſtitution, que le malade n'eſt pas d'une extréme foibleſſe,
&c.

§. 219. COMME les humeurs pechent
ſouvent par le trop ou le peu de conſiſtence, provenant de l'inaction & de
la foibleſſe des fibres, nos eaux minérales ne peuvent manquer d'être fort u-
tiles dans tous ces cas (215.).

§. 220. LA mauvaiſe proportion, la
ſurabondance du principe aqueux, le
defaut de mouvement, la diſpoſition à
entrer en convulſion, dependent auſſi
très ſouvent de la foibleſſe des ſolides;
ainſi nos eaux minerales doivent encore
être très efficaces dans tous ces cas.

I 2   §. 221.

§ 221. IL n'y a presque pas de maladie chronique, qui ne depende de quelqu'un, ou de plufieurs des vices, dans lesquels je viens de rapporter les effets des eaux minerales de Spa; voiés le Chap. III. & c'eft pourquoi il n'y à guères de maladies chroniques, que ces maux ne puiffent guerir, ou dans lesquelles elles ne donnent au moins quelque foulagement. Mais c'eft un abus de croire que, parce qu'elles ont été utiles dans quelques efpéces de maladies chroniques, elles le feront par confequent dans toutes les maladies de même nom. Cet abus eft fi accredité que bien des Medecins, dignes heros de *Moliere*, regardant la pratique des eaux minérales pour un pur empirifme, & fe fondant fur l'expérience qu'ils ont de l'utilté de ces eaux dans certaines maladies vont à tâtons comme des aveugles & jugent de leurs effets dans des maladies, ou des fymptomes, dont ils ne s'étudient qu'à fcavoir le nom, ou tout au plus la nature apparente, fans s'embarraffer des caufes & de diverfes conditions, qui regardent le temperament, l'age, le fexe, le genre de vie,

la

la fimplicité ou la complication des
fymptomes, &c. Ce n'eft que lorsque
les maladies, dont je vais donner le
detail, dependent de ces caufes, direc-
tement ou fympathiquement, que l'on
doit en attendre le bon fuccés. Elles
conviennent principalement dans les
obftructions du bas ventre, dans l'hypochondrie, la paffion hyftérique, les
obftructions de la rate, du foye, du
mefentére, &c, dans le flux immodi-
que & la fuppreffion des mois, les fleurs
blanches, (*a*) les pâles couleurs, (*b*)
la fterilité (*c*) & plufieurs maladies
du fexe & dans les fymptomes, qui en
refultent (*d*); dans les obftructions &
les amas de matiéres visqueufes, acides
aqueufes, dans la leucophlegmatie (*e*),
l'hydropifie (*f*), des migraines, des
fquirres recens (*g*); dans des epan-
chemens de la bile, dans la jauniffe
(*h*), la melancolie; dans la foibleffe &
le relâchement des fibres, dans la fyn-
co-

(*a*) Obf. XIX. (*b*) Ibid. (*c*) Obf. XXIV.
& XXV. (*d*) Obf. XX. XXI. XXII. XXIII.
(*e*) Obf. XVIII. (*f*) Obf. XVII. (*g*) Obf.
XI. XII. XIII. (*h*) Obf. XIV.

cope (*a*) les angoiffes (*b*) la charte, les pertes d'appetit (*c*), foibleffe d'estomac (*d*) indigeftions , la lienterie, des diarrhées, des dyffenteries inveterées : elles gueriffent fouvent la constipation provenant de l'inaction des fibres affoiblies & cet effet paroît quelquefois d'abord au commencement dans des temperamens fenfibles , où il fe rencontre fouvent des aigreurs, des matieres aqueufes , ou vifqueufes , qui fe purgent alors par toutes nos fources indifféremment (*e*), dans des coliques (*f*), des vents (*g*), les borborigmes ; dans la foibleffe des nerfs, la paralyfie (*h*), divers epuifemens (*i*), l'impuiffance, dans le mouvement vicié du liquide nerveux joint à la foibleffe , dans les convulfions, les palpitations, (*k*) les rots,

(*a*) Obf. VI.   (*b*) Ibid.;   (*c*) Obf. VIII.
(*d*) Ibid.

(*e*) Voici les Obferv. VII. & IX Cela n'eft point contradictoire à ce que j'ai dit dans le Discours Préliminaire contre M. MOULLIN §. 7. Le quinquina, qui n'eft rien moins que purgatif, purge quelquefois auffi par des conditions particulières de la part du fujet.

(*f*) Obf. VIII. (*g*) Obf. IX. &c. (*h*) Obf. I. II. III. IV. (*i*) Obf. VII. (*k*) Obf. VI. IX.

rots, les hoquests, les vomissemens,
l'épilepsie, les tremblemens; dans des
sueurs abondantes provenant du relâchement des vaisseaux superficiels; dans
plusieurs sortes d'acretés, la cachexie,
le scorbut (*a*), les fievres lentes & les
consomptions, qui proviennent de la
méme cause (*b*), les dartres (*c*), la
demangeaison; dans quelques maladies
de la poitrine, les catarres, l'asthme,
quelques phthisies (*d*); dans quelques
periodes des maladies galantes, sur-
tout dans le relâchement, qui suit la
gonorrhée, dans quelques ulceres (*e*);
dans les fièvres intermittentes rebelles
aux autres remédes; elles tuent les
vers (*f*); elles dissolvent la pierre &
la poussent encore plus; de sorte que
l'usage des eaux Minérales pourroit è-
tre dangereux lorsque les pierres seroient d'un trop gros volume; mais elles sont très-efficaces dans les amas de
sable & les pierres, qui peuvent passer

(*a*) Obf. XXVIII.   (*b*) Ibid.   (*c*) Obf.
XXIX. (*d*) Voiés tout le Chap. IX. (*e*) Obf.
XXXI.   (*f*) Obf. XXXIII. XXXIV. XXXV.
& XXXVI.

fer par les ureteres & l'uretre (*a*).

§. 222. Nos eaux Minérales gué-
riſſent ſuivant les mêmes principes la
plûpart des maladies aiguës, qui, ayant
achevé leur cours, laiſſent une diſpoſition pour les faire renaître avec le
tems, comme l'éréſipelle (*b*), diverſes maladies des jointures, le rhumatiſme, la goutte, la colique, l'apoplexie, &c. Maîs elles ne ſont pas
ordinairement ſi efficaces dans ces cas
que dans les maladies chroniques. Et
c'eſt hors le tems des attaques ſeulement que l'uſage en eſt permis (*c*).

§. 223. La même maladie peut ê-
tre aiguë ou chronique ſelon ſes différentes cauſes; j'ai cité la colique (§.
221. & 222.) pour exemple. Une
même maladie chronique peut dépen-
dre de différentes cauſes, par exemple
l'épilepſie, qui d'ailleurs peut être aiguë, eſt idiopathique, ſa cauſe étant
dans le cerveau & les nerfs; elle eſt
ſouvent ſympatique, par exemple lorſ-
qu'elle a pour cauſe la ſuppreſſion des
rè-

(*a*) Obſ. XXXII. (*h*) Obſ. XXXVII. (*c*)
Obſ. XXXVIII. & XXXIX.

règles, des hemorrhoides, les vers, des humeurs acres, &c. Les eaux Minérales font rarement utiles dans la prémière forte, elles font presque toujours de bons effets dans les autres efpèces (*a*). Ainfi quoique je n'aie cité chaque maladie chronique que fous une caufe, elle dépend fouvent d'autres caufes, auxquelles on doit faire attention pour la pratique. Nos eaux conviennent auffi dans un grand nombre de maladies, que je n'ai pas citées.

§. 224. LES vifcofités, les matières alcalefcentes, bilieufes, des prémières voies; l'abondance du fang; la circulation trop accelerée; l'inflammation du fang; les tempéramens fecs; la vieilleffe; &c.; font des conditions, qui peuvent rendre l'ufage de nos eaux dangereux, mais auxquellles on peut le plus fouvent remédier.

§. 225. UNE évacuation néceffaire préfente, ou prochaine, indique d'en différer l'ufage, ou de l'interrompre, s'il eft commencé, jufqu'à ce qu'elle foit paffée. Une même évacuation,

qui

(*a*) Obf. XXIII.

qui est produite par leur usage, n'exige pas souvent qu'on les abandonne dans ce tems.

§. 226. CES eaux sont presque toujours dangereuses & peuvent rarement devenir utiles par aucune correction dans les maladies aiguës de la prémiére classe (§. 177.), dans les accès des maladies ou des douleurs aiguës, qui laissent une cause de récidive ; dans les attaques de quelques maladies chroniques ; dans les maladies, qui proviennent d'ulcéres, qui donnent des matières fort corrompues, les chancres malins ; dans les cas d'humeurs fort alcalescentes, ou très inflammatoires ; dans les squirres inveterés ; dans les consomptions provenant d'abscès fort avancés & qui ont réduit le malade à une extrême foiblesse ; dans l'asthme convulsif, les polipes au cœur, l'apoplexie, l'epilepsie, idiodathiques, &c.

CHAPITRE VI.

*De la différence des eaux des différen-
tes sources à l'égard du corps
humain.*

§. 227. UN Médecin, qui connoît toutes les différences physiques des eaux Minérales de Spa (Chap. VII. de la Théorie) & qui connoît les effets de leurs principes sur le corps humain (Chap. IV. & V. de cette partie), qui sçait d'ailleurs les effets, qu'il faut obtenir pour guérir les maladies rapportées au Chap. III., ~~ignore~~ *ne sçait pas* seulement dans quelles maladies ces eaux sont utiles, mais remarque indubitablement la nécessité d'un choix exact entre ces sources si différentes.

§. 228. CAR il est très-certain que non seulement une source est plus ou moins efficace dans certains cas ; mais encore que l'une est très-dangereuse dans des incommodités, dans lesquel-

les

les l'autre sera infailliblement très-utile. La Geronstère par exemple empirera des vices de la peau provenant d'acreté, qui se guèriffent très-bien par la Sauvenière, la Groisbeeck; celles-ci au contraire ne soulageront point, ou seront même quelquefois pernicieuses dans les mêmes maladies cutanées lorsqu'elles dépendent de la suppression des régles, dans quel cas la Geronstère est très-efficace.

§. 229. En général le *Pouhon* est plus convenable aux personnes robustes, qui ont l'estomac bon; il convient le mieux dans les obstructions du bas ventre, qui ne sont pas accompagnées d'une grande debilité des fibres, dans quelques maladies du sexe, comme l'abondance des mois; dans les obstructions du mesentére, du foye, de la rate, dans la jaunisse, la mélancolie, la manie, la passion hypochondriaque, sans une trop grande rigidité, ni un trop grand relâchement des fibres, lès indigestions provenant d'humeurs bilieuses, quelques ulcéres, les squirres, la nephretique, le relâchement, qui suit la gonorrhée, & en la ve-

vement pour les vers, qu'on nomme *afcarides.*

§. 230. L a *Geronftère* convient mieux aux eftomacs foibles & aux perfonnes délicates; elle convient dans le relâchement des fibres où l'inflammation n'eft pas à craindre, dans les vomiffemens, les pertes d'appetit & les indigeftions provenant de la foibleffe de l'eftomac, dans les convulfions, la paffion hypochondriaque avec épuifement ou debilité des fibres, dans la paffion hyfterique & presque toujours dans les maladies du beau fexe, dans l'hydropifie provenant de caufe froide, les catarres & les autres maladies de la poitrine, dans les maladies des nerfs, paralyfie, tremblement, épuifemens. Elle eft plus efficace contre le ver plat (*a*) & les lombriques (*b*) qu'aucune des autres fources.

§. 231. L a *Sauvenière* convient furtout dans toute forte d'acretés, les maladies de la peau, les fievres lentes & les confomptions, qui dependent d'acrimonie, le fcorbut; à ceux, qui ont

(*a*) Obf. XXXIII. & XXXIV. (*b*) Ibid.

ont le sang échauffé par le vin, aux gens d'étude, qui n'ont point de relâchement des fibres, à ceux, a qui la Geronstère & le Pouhon conviendroient par rapport à la nature du mal, mais qui leur seroient contraires, celle-là par l'échauffement & celui-ci par la pesanteur qu'il fait à l'estomac aux personnes délicates.

§. 232. La *Groisbeeck* convient à-peu près dans les mêmes cas que la Sauvenière, sinon qu'elle n'est pas si legère sur l'estomac & que d'ailleurs elle paroît devoir lever d'avantage les obstructions & pousser mieux par les urines.

§. 233. Le *Tonnelet* est plus approprié aux délices & aux plaisirs des étrangers, qui trouvent cette eau mêlée avec le vin fort agréable.

§. 234. On attribuë des qualités purgatives au *Watroz*; mais j'ai reconnu que ces vertus sont chimériques. Cette eau ne purge point par sa nature, mais par les dispositions du sujet, ce qui est également vrai des autres sources.

§. 235. Il est quelquefois convenable
de

de faire ufage de deux fources à la
fois; ou de commencer par une fource moins échauffante pour difpofer le
corps par degrés à celle, qui eft indiquée par la nature du mal.   Un verre
ou deux de Pouhon conviennent presque toujours avant d'aller aux autres
fources, parce qu'ils aident à nettoyer
l'eftomac, qu'ils frayent le chemin &
qu'ils difpofent le corps à n'être point
dérangé par la fource indiquée.   Il
convient d'allier la Groisbeeck, avec
la Sauvenière, ou de poftpofer l'ufage
de celle - là à celui - ci dans quelques acretés; parce qu'il paroît que
la Groisbeek diffout mieux les matières
obftruantes, fuites affez ordinaires de
ces acretés.

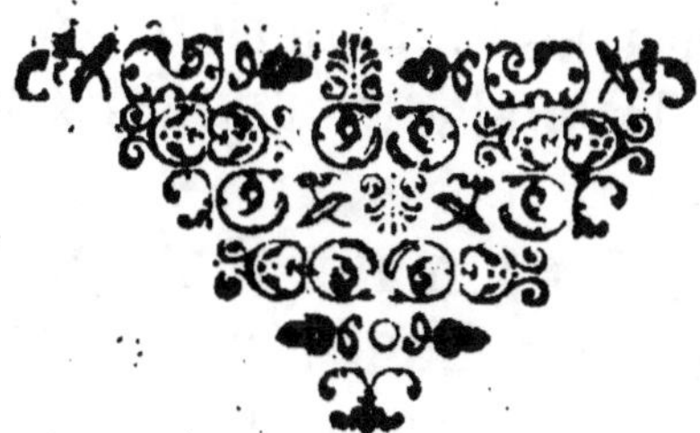

CHAPITRE VII.

De la difficulté de faire un choix convenable dans certains cas.

§. 236. La veritable caufe du mal eft quelquefois fi cachée que, quoique l'on voie par fes effets que l'ufage des Eaux ferrugineufes eft neceffaire, l'on ne peut cependant determiner abfolument, à laquelle des fources il convient de recourrir. Par exemple je fuppofe qu'une perfonne ait les glandes du mefentere obftruées & que cela ne foit pas connu; la pâleur, la foibleffe du pouls, indiqueront la Geronftère, qui échauffant trop rendra les obftructions inflammatoires & la maladie n'en fera que plus incurable.

§. 237. Les maux font quelquefois tellement compliqués de caufes différentes, que chacune demande l'ufage d'une différente fource. Cela arrive très frequemment; j'en donnerai un

exem-

exemple. Une perfonne a la cachexie & la leucophlegmatie; celle-ci fuppofe les vaiffeaux relâchés & farcis d'humeurs, aqueufes; celle-là le plus fouvent provient ou fuppofe au moins comme effet la depravation des humeurs, quelque acreté; le remede de la leucophlegmatie eft la Geronftère; celui de la cachexie le Pouhon, ou la Sauvenière. Si je n'ai pas d'autres fignes ou d'autres motifs, qui me determinent à l'une de ces fources plutôt qu'à l'autre, je deciderai au hazard. J'ordonnerai peut être la Geronftère dans un cas, où la maladie, qui l'exige eft la fuite de l'autre, j'echaufferai les humeurs, la Cachexie empirera. Si au contraire j'ordonne le Pouhon, ou la Sauvenière, lorfque la leucophlegmatie provient de la debilité des fibres, du defaut de mouvement; & que la même inaction des fibres, qui a occafionné la collection d'Eau, a abandonné les humeurs à leur corruption; la caufe des deux maladies, dependoit du relâchement & la Geronftère étoit le remede fouverain. Ces fortes de cas font très fréquens; les

ina-

maladies font rarement fimples ; elles
font toujours compliquées de fymptomes plus ou moins différens & qui demandent de différens mènagemens.

§. 238. LES attentions doivent faire naître un grand fcrupule touchant le
choix de la fource convenable. Et en
aïant jugé felon la nature des conditions, qui fe préfentent, il ne faut
pas negliger d'en remarquer les effets
fur tout les prémiers jours. S'il furvient alors quelque derangement, il
faut s'appliquer à remarquer s'il provient d'une fource peu appropriée à la
nature du mal, ou du temperament,
ou du changement d'habitude ; & y
pourvoir par des remedes, ou par d'autres moyens, fouvent en prefcrivant
l'ufage d'une autre fource (a) relativement à ce que l'on doit conclure de
l'obfervation des effets de l'Eau Minérale comparée à la nature & aux fymptomes du mal.

(a) Obf. XV.

CHAPITRE VIII.

De la préparation requise avant de prendre les Eaux Minérales de Spa & de l'usage borné des purgatifs.

§. 239. CE n'est pas assez de determiner & de connoître que l'usage des Eaux Minérales peut être utile; il se rencontre souvent des conditions, qui non seulement empêcheront leur bon succès dans des cas, où elles seroient sans cela très salutaires, mais qui pourront occasionner de nouveaux derangemens, ou empirer ceux, pour lesquels on auroit pû prendre ces Eaux fort avantageusement. Quelques unes de ces conditions sont restreintes à la nature singulière des maladies & je serois trop long, si j'en parlois ici. D'autres sont plus générales & regardent une grande partie des buveurs d'Eau. Ces mauvaises conditions sont l'abondance de sang, les sur-

char-

charges ou les amas de l'eſtomac &
des inteſtins.

§. 240. On remedie à la prémière
par la ſaignée, qui outre les fins particulières, auxquelles elle peut ſervir,
diminuë la quantité des humeurs & la
plenitude des vaiſſeaux & fait place
aux remedes & particulièrement aux
Eaux Minérales.

§. 241. Les matières vicieuſes de
l'eſtomac ne peuvent ſe decharger par
des remédes plus convenables que les
vomitifs, dans lesquels on doit choiſir
ceux, qui agiſſent avec le plus de
douceur.

§. 242. Il convient d'évacuer les
matières peccantes des inteſtins par
des purgatifs, qui peuvent auſſi ſouvent être emploiés à la place des vomitifs. Ces remédes doivent être différens ſuivant les circonſtances.

§. 243. Il y a des cas, où aucun
de ces remedes n'eſt neceſſaire; il y en
a d'autres, où ils doivent être reiterés
pendant l'uſage.

§. 244. La prévention de la neces-
ſité de purger avant, après & tous les
8. ou 10. jours pendant l'uſage des

Eaux

Eaux Minérales s'eſt tellement accredi-
tée, que la plûpart voulant s'ériger en
Medecins ſur des ſentimens de ſimple
prejugé ſe preſcrivent eux-mêmes con-
venablement ou à contretems des Me-
decines en forme, ou au moins des
priſes de ſel, ou de magneſie. Il eſt
facheux que l'ignorance ait autoriſé u-
ne coutume, qui eſt ſouvent nuiſible
non ſeulement par la trop frequente
repetition des purgatifs, mais encore
par l'abus, que l'on commet quant
au choix, ou plutôt quant à des remédes, que l'on prend ſouvent ſans
aucun choix. Cet article merite aſſuré-
ment quelque reforme.

§. 245. Pour y travailler avec ſuccés, conſiderons quels ſont en général les effets des purgatifs.

1°. Ils irritent les parties ſenſibles
des prémières voies, ils agitent le ſang
& les nerfs.

2°. Ils évacuent les matières contenuës dans les prémières voïes.

3°. Ils determinent le cours des autres humeurs vers ces parties.

4°. Ils les diſſolvent, ou ils en ex-
priment la partie la plus liquide.

§. 246.

§. 246. Du premier effet il doit survenir un relâchement dans les fibres, qui ont été tenduës en conséquence de l'irritation, conformement à ce qui a été dit au Chap. *du Mechanisme* &c. §. 150. Ce relâchement augmente encore par l'epuisement.

§. 247. Le second effet est toujours salutaire lorsque les matieres contenuës dans les prémières voies sont vicieuses. Les fameux Medecins, dignes de l'attention de *Moliere*, se trompent & ne trompent pas moins, lorsque pour montrer la necessité de purger & le bon effet des purgatifs, qu'ils ont prescrits, ils font remarquer les matieres visqueuses & bilieuses, qu'ils ont evacuées; comme si tout ce qui est visqueux & bilieux fût contre nature; car d'un coté il faut une certaine glu pour enduire le conduit interne, qui deffende les parties sensibles de toute irritation, qui les rende flexibles, &c, & d'ailleurs tout ce que l'on rend par les rémèdes n'étoit pas contenu dans les prémières voies, c'est souvent l'effet qu'ils ont produit. *Sydenham* l'a judicieusement remarqué au sujet des vomitifs; & le

vo-

vomiſſement, qui arrive ſur mer à des personnes bien ſaines, n'eſt il pas une preuve que le mouvement ſpaſmodique eſt ſeul capable de former & d'évacuer ces matiéres?

§. 248. PAR le troiſieme effet l'on pourroit bien farcir le bas ventre d'une trop grande quantité de liquides & en y determinant leur cours, on retrancheroit le neceſſaire aux autres parties.

§. 249. En diſſolvant le ſang, mal à propos on le rendra ſujet à s'extravaſer, il ne ſera plus d'une conſiſtence proportionnée aux ſolides, il ſe corrompera ultérieurement, il ſe diſſipera par la tranſpiration, &c. s'il eſt privé de ſa partie liquide, il ſera trop épais, propre à faire naitre des obſtructions, des inflammations &c. Suites du 4me effet des purgatifs.

§. 250. VOILÀ une teinture de la théorie des purgatifs. Mais pour en revenir à leur uſage comparé à celui des eaux minérales, je fais attention à deux points principaux ſuivant les cauſes, pour lesquelles on a le plus univerſellement recours aux eaux minérales.

1°. LES purgatifs affoibliſſent enfuite de l'irritation & de l'épuifement ; ainfi leur ufage eft presque toujours contraire lorfqu'il s'agit de fortifier, ce qui eft un des effets principaux de nos eaux minérales.

2°. LES purgatifs en exprimant la partie liquide du fens épaiffiffent le refte ; les obftructions doivent en être d'autant plus opiniâtres.   Or un grand nombre des maladies, pour lesquelles on prend les eaux minérales, depend d'obftructions.

§. 251. JE conclus par conféquent qu'il ne faut guéres purger qu'autant que la neceffité oblige

1°. D'ÉVACUER les matiéres nui-fibles des premieres voies, furtout des inteftins.

2°. D'ÉVACUER des matiéres, qui ont fait les obftructions, mais feulement quand elles font bien préparées & que les eaux minérales ne peuvent y fuffire commodément.

3°. D'ÉVACUER une humeur, qui cede facilement aux purgatifs & qu'il convient en effet d'évacuer, com-me le *virus* de la gonorrhée.

4°. DE déterminer les humeurs vers
le

le bas, lorsqu'elles fe portent contre nature dans des parties, dont on peut efperer de les degager par leur ufage; comme lorsqu'on prend les Eaux pour des maux de tête, des rougeurs du nez, des yeux, &c.

5°. D'EXCITER la liberté du ventre lorsque la conftipation fuit de l'ufage des Eaux Minérales.

§. 252. CE n'eft pas ici le lieu d'examiner tous les fignes, par lesquels on connoît les amas de matières nuifibles des prémières voies; je dois les fuppofer connus. Je ne parlerai que d'un figne, qui eft généralement reçu, & j'avancerai les raifons qui me portent à le croire faux, ou tout au plus fort équivoquè. Ce figne eft la langue chargée, pateufe, avec un goût falé, ou fade, ou amer. Je regarde ces faletés pour la partie la plus groffière de la falive, & fur-tout de la liqueur, qui tranfude par toute la furface de la langue, qui refte après l'évaporation des parties aqueufes. Je propoferai mes raifons tant contre l'opinion générale que pour la mienne.

K   §. 253.

§. 253. Je remarque prémièrement qu'à moins de mouvemens spasmodiques, rien de groffier ne doit paffer de l'eftomac à la bouche. Il peut bien y paffer quelque chofe de fubtil en forme de vapeurs, ce que l'on remarque après avoir mangé de l'ail, des oignons, &c. Si même il s'evaporoit ou s'il montoit des parties groffières, pourquoi ne s'attacheroient-elles pas davantage au palais que fur la langue?

§. 254. Pour preuve que ma théorie eft conforme à la pratique, j'en appelle à l'expérience qui nous apprend qu'après les vomitifs & les purgatifs, qui échauffent le corps en purgeant, la langue eft plus fujette à être chargée qu'auparavant. Tous les praticiens finceres doivent auffi convenir que dans les inflammations de la gorge, de la poitrine, & dans toutes les maladies, qui fuppofent une plus grande chaleur vers la bouche, comme dans les fièvres, les delires, la langue eft presque toujours chargée, & cela independamment de la fur-charge de l'eftomac. Ce qui me confirme que les faletés de la langue font la partie groffière

ſière des liqueurs, qui s'y filtrent,
c'eſt que l'amertume & l'amas ſont
d'autant plus conſiderables que la langue eſt plus expoſée à l'évaporation
des parties aqueuſes, non ſeulement
dans les maladies, mais auſſi dans la
ſanté, lorsqu'il arrive au corps quelque échauffement, qui agit dans la
bouche, comme après les rêves, a-
près avoir bu des liqueurs ſpiritueuſes,
ou lorsqu'on dort la bouche ouverte;
elle ſe charge auſſi lorsque le ſang é-
tant groſſier, il ne s'en filtre que des
humeurs groſſières, ce qui arrive a-
près avoir mangé des alimens durs,
indigeſtes. De plus lorsque dans la
jauniſſe le ſang eſt infecté de la bile &
qu'il n'y en a pas dans l'eſtomac, c'eſt
alors que l'amertume ſe manifeſte davantage dans les ordures de la langue.

§. 255. L'ANALOGIE confirme ce
ſentiment; il n'y a preſque pas de parties, dans lesquelles il ne ſe faſſe de
pareils amas produits par la réſidence
des parties groſſières, qui reſtent enſuite de l'évaporation des parties a-
queuſes. Je prens pour exemple la

morve des narines, le tartre des dents, les saletés de la peau.

§. 256. JE me suis assez expliqué sur les indications des purgatifs. Je passe sous silence plusieurs raisons frivoles que des Medecins praticiens des Eaux alleguent souvent à l'aide d'un raisonnement fondé sur une pratique de simple routine pour autoriser l'usage fréquent des purgatifs, qu'ils prescrivent sans savoir pourquoi, mais sans laisser pour cela d'en donner des raisons, telles que la necessité d'évacuer les mauvais restes des Eaux pendant & après le tems qu'on en a fait usage. Le célébre MR. DE VILLERS, Professeur de Louvain, a demontré les effets funestes de cet abus. D'autres alleguent le soulagement, que donnent les purgatifs à ceux, qui ont l'estomac souvent gonflé & embarrassé, ce qui provenant souvent de foiblesse, il est certain que la cause en augmente par les purgatifs, & que le soulagement qu'on en reçoit ne dure qu'un tems pour s'empirer à la suite. Outre le célébre Professeur, que je viens de citer, j'ai re-

remarqué plusieurs fois que MR. DE NOEL, célébre Medecin de Liége, & le plus profond praticien des Eaux Minérales de Spa, ne se fait pas une régle constante de faire purger ni avant, ni surtout après leur usage; il m'en a dit obligeamment les motifs, qui sont à-peu-près les mêmes que ceux qui m'ecartent de cette commune créance.

§. 257. JE suis cependant assez persuadé que beaucoup de maladies proviennent des excés de la table, & que l'abondance des humeurs n'a pas souvent la moindre part dans les maladies. Et je sai qu'alors il faut évacuer; ce qui doit souvent se faire autant par la saignée qu'autrement. Je m'en rapporte à ce que j'ai dit §. 239. &c.

§. 258. COMME il y a des cas, où il convient de purger avec l'usage des Eaux de Spa, c'est surtout dans le commencement qu'il convient de le faire, pour deux raisons; la prémière pour debarrasser les prémières voies, afin que rien ne corrompe les Eaux Minérales ou n'en empèche l'action & l'entrée dans les veines absorbantes. La seconde, afin que les vaisseaux étant un peu vuidés ils apportent moins de réfistance à l'entrée & à l'action des Eaux Minérales. Ces raisons exigent presque toujours l'usage des purgatifs avant de commencer à prendre ces Eaux.

§. 259. SI l'on peut commettre des abus sur le trop fréquent usage des purgatifs, leur choix n'en est pas plus exempt. Le célébre MR. REGA, Professeur primaire de Louvain, a defini cette matière fort judicieusement, & l'on peut bien s'en rapporter à la decision d'un praticien aussi éclairé que ce savant Professeur. Il recommande de faire préceder l'usage des Eaux Minérales par de doux purgatifs, lorsque les prémières voies sont remplies de crudités, ou que le bas n'est pas libre. Mais il condamne absolument les stimulans, les purgatifs violens, & ceux qui échauffent trop, comme l'aloës pris en quantité. Il conseille plutôt dans la crudité visqueuse & l'inaction des fibres, des remedes propres à exciter la nature inactive ; dans l'ardeur, l'échauffement, les temperamens alcalescens, il recommande le

sel

fel d'Angleterre, celui de Bohème, le fel polychrefte, le fel de *Glauber*, &c. pour les aigreurs, la magnefie blanche, que je ne prefcrirois qu'avant & point pendant l'ufage; dans l'excés de ferofité, la manne & la caffe. J'ajoute que dans le relâchement des prémières voies, la rhubarbe eft, le remede le plus convenable. La fcammonée, furtout renduë favonneufe par fon union avec quelque fel alcalin, comme il eft dit dans les Mem. de l'Acad. Royal des Siences, année 1702., laquelle n'eft pas fi violente que plufieurs fe l'imaginent, temoins ces memoires & l'expérience de plufieurs Medecins, qui fe font fervis fans aucun mauvais effet de la fcammonée triturée avec du fucre, du nitre, ou alcalifée; cette préparation, dis-je, me paroit fort appropriée dans la qualité froide & visqueufe du fang.

CETTE neceffité du choix des purgatifs eft bien demontrée dans les obfervations de la fociété d'Edimbourg.

 CHA-

CHAPITRE IX.

Du tems, de la quantité & de la manière dont on doit boire les Eaux de Spa; des remedes, dont il faut quelquefois faire usage avec elles; de diverses circonstances à observer, d'éviter les échauffemens, le froid, le serein, &c.

§. 260. ON peut considerer sous différens égards le tems, qui convient pour prendre avec succés les Eaux ferrugineuses. Cette question peut regarder les qualités du tems, la saison de l'année, la partie du jour, la durée qu'on doit employer chaque jour & la durée du tems, ou le nombre des jours, qu'il faut continuer cette boisson.

§. 261. QUANT aux qualités du tems il n'y en a pas de plus favorable que le tems mediocrement chaud, bien sec & serein, avec un vent de *nord*
mo-

moderé, ou, lorsque le tems n'eft pas exceffivement chaud, un vent de *fud*, qui a déjà continué quelque tems & qui eft furtout rafraîchi par quelque pluie, parce que la chaleur de l'air fait une plus prompte decompofition de l'Eau en donnant occafion à l'air interieur des Eaux Minérales de s'éclipfer & d'emporter une partie des esprits, ce qui n'arrive plus quand le tems eft refroidi, comme a conjecturé MR. CHROUET.

§. 262 ON jouit le plus ordinairement de ce tems au mois de mai & au commencement de juin; & c'eft alors par conféquent le tems le plus propre pour faire un heureux ufage des Eaux Minérales. La fin de juin & le commencement de juillet ne font pas encore fujets aux plus exceffives chaleurs, de forte que ce tems fert encore affez bien à cet effet Les jours caniculaires font ordinairement moins convenables & demandent plus de menagement. Une belle arrière-faifon eft un tems fort favorable pour prendre ces Eaux avec plaifir & fuccés.

§. 263. L'HEURE du jour la plus

pro-

propre à boire ces Eaux eſt de bon matin, de ſorte que l'on ait pris la quantité d'Eau neceſſaire avant la chaleur du jour. On peut commencer vers les ſix heures au mois de mai & au commencement de juin, à cinq heures à la fin de ce mois, & encore plus à bonne heure pendant les jours caniculaires. Le tems froid, ou pluvieux font une exception à cette règle.

§. 264. La durée du tems, qu'on doit employer chaque jour à prendre la quantité d'Eau requiſe, différe ſelon diverſes circonſtances, qui regardent la complexion du malade, l'habitude ou la non habitude à prendre des Eaux Minérales, la quantité preſcrite, &c. Mais en général il convient de laiſſer 10. à 15. minutes entre chaque verre, ce qui fait à-peu-près une couple d'heures pour la quantité entière.

§. 265. La durée du tems, qu'il faut en continuer l'uſage, différe ſelon la nature & le degré de la maladie; le plus ſouvent il faut les prendre cinq ou ſix ſemaines; quelques in-

com-

commodités n'en demandent pas plus de trois ; quelquefois les maux font fi inveterés, ou fi opiniatres, ou tellement compliqués, qu'il faut en repeter l'ufage quelques années confecutives (a).

§. 266. La quantité d'Eau, qu'il convient de boire, varie felon la nature du mal, & fuivant que le malade eft ou n'eft point acoutumé à boire ces Eaux. En général le plus affuré eft de n'en pas boire en grande quantité. Car

1º. Plus boit-on de ces Eaux, plus le corps devra-t-il fupporter une nouveauté, ou une nouvelle habitude, qui pourroit nuire par le froid de l'Eau, par fon volume, par fes principes.

2º. L'eau n'entre point dans le fang fans être alterée. Au commencement de la boiffon le corps eft plus fec, les vaiffeaux abforbans plus avides de rafraichiffement ; ainfi dans la plupart des perfonnes ils doivent abforber l'Eau Minérale en moins de tems,

(a) Obf. XVI.

K 6

tems, que quand on en a bu une grande quantité. A' la fin elles feront abforbées plus lentement, il y a de certains temperamens, les melancoliques, & les perfonnes accoutumées à la boiffon du thé, ou du café, auxquelles elles paffent ordinairement fort lentement, & ne commencent fouvent à paffer qu'après avoir pris la quantité entière, ou qu'après avoir pris une taffe de chocolat, ou quelqu'autre boiffon chaude. Dans tous ces cas fi l'on en boit en grande quantité, elles auront d'autant plus de tems, pour fe decompofer; les parties précipitées par la decompofition feront d'autant plus abondantes. Or ces parties précipitées loin d'être utiles, doivent plutôt faire des embarras.

Certes il me paroit qu'une quantité d'eau exceffive, au lieu de prêter des armes à la nature, ne feroit au contraire que l'opprimer.

Les eaux Minérales ne font pas des remedes à produire en peu de jours les effets, dont elles font capables; 80 livres d'eau prifes en 3 ou 4 jours, ne feront pas les mémes effets que cette mê-

même quantité prife en 25 ou 30. C'eft par un bon nombre de petits effets, augmentés de jour à autre, qu'on en voit refulter les plus parfaites guérifons. On peut leur approprier ce vers d'*Ovide*,

Gutta cavat lapidem, non vi, fed fæpe cadendo.

Outre que l'effet des eaux Minérales eft ordinairement lent, le regime, le mouvement, &c, concourrent à la même fin, & ce qui fe fait par ces moyens fe fait auffi très lentement.

§. 267. LA quantité d'eau regarde la portion qu'on en boit à chaque fois, ou chaque jour. Le meilleur eft de boire à petits verres & de n'en boire que depuis 8 jusqu'à 10, 12, ou tout au plus 15 verres, ce qui eft une fuite de l'article précedent. Il faut cependant avoir égard aux circonftances.

268. LA manière de boire les eaux Minérales confifte dans les intervalles qu'on doit laiffer entre chaque verre, la grandeur des verres, fur quoi je me fuis expliqué. Elle confifte auffi dans les moyens qu'on doit employer pour les prendre avec fruit, fans danger &

fans repugnance. On prévient la repugnance en prenant avec les eaux
des anis, des fleurs d'oranges, &c. qui
en outre garantiffent des mauvais effets du froid Les Caruis paroiffent
trop chauds & les écorces d'oranges
indigeftes à l'égard de bien des perfonnes. Se garantir du froid & fe promener renferment les moyens néceffai-
res, qui fuffifent à la plupart des buveurs d'eau. Enfin quoiqu'elles paffent
& qu'elles profitent mieux à la plupart en fe promenant, cependant comme l'a très bien remarqué Mr. DE PRES-
SEUX, on fçait par de fidèles obfervations (a) qu'elles paffent mieux au
lit à de certaines perfonnes & qu'à
d'autres elles paffent mieux auprès du
feu.

§. 269. LE changement d'habitude, qui confifte à prendre une certaine
quantité d'eau froide tous les matins
contre l'accoutumée, empêche fouvent
les eaux de paffer librement: fi ce font
des perfonnes accoutumées à prendre
du thé, ou du caffé; une taffe de cho-
co-

____

(a) Obf. XVII.

colat, ou quelqu'autre boiſſon chaude priſe après les eaux, les fait d'abord paſſer. Je préférerois au chocolat une taſſe de caffé, du vin furé, un verre de tiſane aperitive chaude. Le thé eſt abſolument contraire pendant l'uſage des eaux ferrugineuſes. Les eaux paſſent quelquefois lentement par rapport au tempérament, ce que l'on voit dans les melancholiques, les phlegmatiques. Mais pourvu que cette lenteur ne ſoit pas accompagnée de tenſion, de gonflement, ou d'autre derangement, les eaux en profitent ſouvent d'autant mieux.

§. 270. IL y a des cas, où il faut uſer de remedes pour empêcher quelques mauvais effets des Eaux Minérales, & d'autres ou il faut en faciliter l'heureuſe opération. Les mauvais effets, qui arrivent quelquefois par les Eaux Minérales, ſont la conſtipation, l'échauffement, le gonflement, la tenſion &c. Les deux prémiers dependent aſſez des qualités de ces eaux, & on doit quelquefois y remedier, à l'un par des laxatifs, à l'autre par la ſaignée, & quelquefois par d'autres remedes.

Les

Les autres effets dependent presque toujours d'un defaut de la part du sujet, comme de la foiblesse d'estomac, de la sensibilité des fibres, de mauvais levains, &c. Il faut y remedier selon la connoissance des causes.

§. 271. LES remedes, qu'il convient de joindre à l'usage des Eaux Minérales pour en faciliter l'heureuse opération, sont différens suivant les effets que l'on veut obtenir, ou suivant les maladies. Par exemple l'usage du nitre, des esprits acides, des rafraîchissans, est fort à sa place lorsqu'on prend les eaux pour une maladie dont l'inflammation est de la partie, comme pour l'éresipelle, le rhumatisme, &c. Les purgatifs sont convenables lorsqu'outre la correction des humeurs, il convient d'évacuer, ou de faire révulsion. Le lait melé avec les Eaux Minérales, est un remède adoucissant, qui convient parfaitement dans les cas d'acretés des humeurs & dans le défaut de nutrition, pour laquelle, outre la correction de l'acreté, elle fournit la matière de la nourriture, & convient par consequent dans les consomptions,

la

la maigreur, &c. Les fortifians font neceffaires dans le relâchement & l'inaction des fibres.

§. 272. DES cas particuliers autorifent l'ufage des Eaux de Spa en injeċtion, en inftillation, en lavement.

§. 273. PENDANT l'ufage des Eaux Minérales il eft dangereux de s'échauffer le corps, tant par le mouvement que par la chaleur du Soleil, les excés du vin & de venus.

§. 274. IL eft cependant très neceffaire de fe donner du mouvement foit à pied, à cheval, ou en voiture, non feulement le matin dans le tems qu'on boit, mais encore pendant une bonne partie du jour, & cela en partie pour faciliter la circulation, les fécrétions, les effets des eaux, la digeftion, & en partie pour furmonter le panchant à dormir presque invincible de ceux qui prenent les Eaux Minérales & fur-tout le Pouhon; cet affoupiffement prend principalement l'après-diné & fur-tout lorsqu'on a excedé à table dans le boire, ou le manger.

§. 275. LES Cartes, le jeu de billard, les compagnies, la mufique, font

auffi

auſſi recommandables pour vaincre cet aſſoupiſſement.

§. 276. LES frictions ſont fort utiles dans quelques maladies, comme dans la paralyſie, le relâchement des fibres, le défaut de circulation, &c.

§. 277. LE froid, le ſerein, qui ſuppoſe un air humide & refroidi par le coucher du ſoleil, ſont très contraires, ſur-tout aux perſonnes délicates, aux perſonnes qui ſont ſujettes aux fluxions, qui attendent une évacuation neceſſaire, &c.

§. 278. CEUX, qui ſont accoutumés à dormir l'après-midi, s'ils ont peine à s'en deshabituer, peuvent le faire en conſequence de l'habitude, qui eſt une ſeconde nature. Mais la méridiane eſt pernicieuſe à ceux qui ne la font que parce qu'ils ſe laiſſent vaincre par l'effet des Eaux Minérales.

279. IL faut être gai, tranquille & plein de confiance dans le ſuccés des Eaux Minérales. Il n'y a pas de paſſion qui concourt plus au bien de la ſanté que le déſir & l'eſpérance. Il ne faut donc pas nourrir ſes idées de la nature

ou

ou de l'opiniatreté du mal, il ne faut pas être fans celle occupé à y penfer par déliberation, il faut auffi oublier fes affaires domeftiques, depofer toute inquiétude & toutes les penfées, qui font à charge aux fens.

On peut appliquer ici ce qui a été dit aux Chapitres *des fonctions de l'ame & de fes maladies.*

CHAPITRE X.

Du Regime convenable pendent l'ufage des Eaux Minérales de Spa.

§. 280. CE Chapitre auroit fans doute été plus gouté au bon vieux tems que de nos jours. La tradition porte qu'on obfervoit autrefois à Spa un régime des plus fcrupuleux, & peut-être d'autant trop ftricte qu'il eft aujourd'hui trop relâché. L'Auteur *des amufemens des Eaux de Spa* témoigne que l'on y vivoit encore de fon tems d'une certaine manière qu'on ne connoit plus. Il faut à préfent des mo-

des,

des, qui ne foient pas gênantes, & il paroît que celle de vivre en régle eft devenuë des plus inutiles. Cela ne m'empêchera pas de traiter de cette matière pour ceux qui voudront en connoître.

§. 281. A cette fin il s'agit d'examiner le tems de boire & de manger, la qualité & la quantité de la boiffon & des alimens.

§. 282. PAR rapport au tems il faut confiderer la coutume & l'état du malade. Mais il faut toujours éviter de manger fi-tôt après avoir pris les eaux, ou fi peu avant le tems deftiné à les boire, de crainte que les alimens venant à fe rencontrer avec les eaux dans les prémières voies, ne derangent leurs fonctions.

§. 283. TOUCHANT la qualité des alimens, il faut prémièrement examiner leur nature & voir en quoi ils degenèrent d'eux-mêmes. Dans cette intention je divife les alimens dans de différentes claffes, & j'en fais la prémière de ceux, qui tendent à l'alcalescence, ou qui font déjà alcalins; l'on ne doit pas fe recrier contre des mots, c'eft-

àà-dire, les alimens, qui inclinent à la pourriture. Tels font les œufs, les poiſſons, les vieux fromages, les viandes, ſur-tout les gibiers, pluſieurs plantes, l'ail, le porreau, les oignons, les aſperges, les choux, les navets, le celeri, le raifort, la moutarde, &c.

§. 284. Il y a des alimens qui ſe changent en une qualité oppoſée, en aigreurs, ou qui ſont d'eux-mêmes acides. On les nomme acides, ou acescens. J'en fais la ſeconde claſſe, qui comprend le laitage, les grains, le pain, le ris, quantité de potages, la laituë, l'endive, la chicorée, l'oſeille, les fruits, &c.

§. 285. La troiſième claſſe comprend les alimens, qui inclinent à la viſcoſité, ou à former des glaires, tels que ceux qui ſe font de farine non fermentée, les patiſſeries, le ris; les legumes proprement dites, comme les pois, les féves; les poiſſons; les viandes gluantes.

§. 286. Il y a des alimens émollians, comme les alimens gras, farineux, le beurre, le lait, les émulſions, les bouillons; il y en a d'aperi-

ritifs, comme les écrevisses, les asper-
ges, les scorzonères, les carottes ; il
y en a qui sont astringens, comme les
poires, les nefles ; d'autres sont épais-
sissans, & par-là astringens, le ris,
les viandes roties ; d'autres sont dé-
layans, comme les bouillons, le petit
lait, &c. Enfin les alimens sont des
effets, que la plûpart croient étre essentiellement & uniquement attachés aux
remedes tirés de la pharmacie.

§. 287. Il y a des alimens indigestes par leur dureté, le salé, le fu-
mé, le porc.

§. 288. D'autres ont une acrimonie, comme le salé, tout ce qui a des
huiles exaltées, brulées, rances, ou
qui est propre à devenir tel, comme
les graisses, le lard, les fritures.

§. 289. Il y en a qui font, ou qui
laissent échapper beaucoup de ventosités, on nomme ces alimens venteux ;
ils chargent & gonflent l'estomac, telles sont les legumes, plusieurs vegetaux,
les choux, les navets ; les biscuits pâ-
teux ; la crême fouettée ; les alimens
visqueux ; ceux qui sont propres
à fermenter, ou à faire effervescence

ce & tous ceux de difficile digeſtion.

§. 290. Si l'on examine les fonctions du corps humain, elles tendent toutes à changer les alimens en pourriture. De cet effet naturel, comparé à la nature des alimens, il me paroît que je puis établir les loix ſuivantes du choix des alimens.

§. 291. 1°. Ceux qui ſont trés robuſtes, ou qui ſuppléent au defaut du mouvement & de la force naturelle par de grands travaux, doivent principalement ſe nourrir d'alimens aceſcens, d'acides même, d'alimens visqueux & de difficile digeſtion. Ceux qui ſont d'un âge meur, d'un tempérament chaud, inflammatoire, doivent auſſi prendre des alimens acides, ou aceſcens, & des delayans. Il y a bien de la vraiſemblance que l'on parviendroit communement à un plus grand âge, ſi l'on ne prenoit que des alimens tirés de la ſeconde claſſe (§. 284.), parce que leur nature eſt oppoſée à notre corruption naturelle.

§. 292. 2°. Les perſonnes delicates doivent à proportion de leur foibleſſe, combiner différemment les alimens al-
ca-

calefcens & acefcens. Presque tous les autres leur font contraires.

§. 293. 3°. Ceux qui ont une rigidité, ou un relâchement des fibres, &c. doivent choifir dans les alimens acescens & alcalefcens, relativement aux qualités des alimens rapportés (§. 286.)

§. 294. 4°. Les émollians conviennent à ceux qui doivent encore grandir.

§. 295. 5°. Ceux qui ont une difpofition particuliere à quelque corruption, doivent éviter les alimens, qui degenèrent dans l'acreté, qui leur eft naturelle ; ceux qui ont le fang falé, doivent éviter les alimens falés. &c. Les alimens acefcens conviennent à ceux qui inclinent à la pourriture, & les alimens alcalefcens font fains à ceux qui font fujets aux aigreurs. Les delayans conviennent dans toute forte d'acretés.

§ 296 6°. L'on doit avoir égard à l'habitude, que l'on regarde avec raifon pour une feconde nature.

§. 297. 7°. Il faut faire attention aux faifons ; car pendant les chaleurs

de

de l'Eté les humeurs tendent davantage à la putrefaction; ainsi il faut profiter dans ce tems des bienfaits de la nature, qui nous fournit liberalement des fruits, des herbes, & quantité de rafraîchis-fans, lesquels font diamétralement op-pofés à la pourriture.

§. 298. 8°. IL eft encore à propos de confiderer le tems & le lieu; car d'un tems froid & dans une place froide l'on digere mieux que dans les chaleurs.

§. 299. DE toutes ces remarques il faut conclure qu'il n'eft pas poffible de donner un regime de vivre, qui convienne à tous fans exception. L'on voit auffi de là l'importance de faire quelque choix dans fa nourriture, fur-tout à l'égard de ceux, qui ne font pas d'une santé à toute épreuve. Le célébre Mr BOERHAAVE qui nous a laiffé de très beaux dogmes à ce fujet, en a auffi été un modele de pratique. Il étoit d'un temperament inflammatoire & il avoit le fang falé; pour cette raifon il aimoit tout ce qui étoit rafraîchiffant, deforte que c'étoit moins par inclination que par principes qu'il avoit de l'indifféren-ce pour le vin & les liqueurs fpiritueu-

L   fes,

ses, & qu'il étoit si porté pour les fruits, le petit lait, &c. ce choix d'alimens, qui ne sied pas mal dans tous les tems, devient necessaire lorsque l'on boit les Eaux Minérales.

§. 300. OUTRE les règles précedentes j'en donnerai quelques-unes, qui regardent particuliérement ceux qui prennent les Eaux ferrugineuses.

1°. LES alimens alcalescens, s'ils sont contraires d'ailleurs, ils le sont encore plus dans le tems de l'usage de ces Eaux. Car elles contiennent un sel alcalin & du fer, qui n'agit favorablement qu'autant qu'il est dissous par un acide. Or les matiéres alcalescentes précipitent le fer de son dissolvant.

2°. CEUX à qui les acescens conviennent independamment de l'usage des Eaux, doivent avec plus de raison en prendre dans ce tems.

3°. LES alimens visqueux, indigestes, sales, venteux, quoiqu'ils ne fussent pas fort contraires hors le tems de l'usage des eaux, ils doivent être bannis lorsqu'on les prend.

4°. JE m'en rapporte au parag. 286. touchant quelques cas particuliers.

§. 301.

§. 301. IL suit de l'article précedent que le regime, qui convient le plus généralement à ceux qui prenent les Eaux ferrugineuses, se rapporte aux chefs suivans.

1°. LES viandes douces, de bon suc, de facile digestion, les poulets, les poules, les chapons, les perdreaux, le cocq de bruyère, la gelinotte, les becasses, les lapreaux, les levreaux, le veau, le cabril, l'agneau, le bœuf, le mouton, toutes ces viandes étant beaucoup mortifiées, sont trop proche de la putréfaction pour être recommandables. C'est pour cette raison que la viande de cerf, les oyes, les canards, les pigeons, les oiseaux voraces, les foies, les roignons, & les entrailles de toute sorte d'animaux ne conviennent pas.

2°. LES poissons de rivière, qui sont de bon suc & peu gluans, comme la truite, le brochet, la perche, les goujons, les écrevisses.

3°. LES grains, le pain, le ris, les gruaux, les pepins d'avoine; divers potages, l'endive, la chicorée, la laitue, les petites carottes, les

scor-

ſcorzonères ; le lait ; les prunaux, &c.

§. 302. TOUCHANT la préparation, la plus grande ſimplicité eſt toujours fort louable. Les viandes ſont plus ſaines bouillies que roties. La friture rend les poiſſons plus malſains. Les herbes potagères ſont moins venteuſes étant bouillies ou étuvées que lorsqu'elles ſont cruës. Les ragouts, dans lesquels il entre beaucoup d'épiceries, ont été de tout tems condamnés ; je ne crois pas qu'on puiſſe légitimement appeller de cette ſentence. Mais s'il faut de l'aſſaiſonnement, je conſeillerois de ſe ſervir de jus & de tranches de citron, de verjus, de vin de Moſelle, de crème de tartre, de vinaigre, de romarin, ſerpolet, thim, ſauge, hyſſope, menthe, de fleurs de muſcade, de gingembre, de canelle, plutot que de toute autre choſe. Au reſte c'eſt la quantité qui doit faire l'objet principal de la règle. A cette occaſion on devroit ne point perdre de vuë un bel aphoriſme de Mr. BOERHAAVE ; *L'aſſaiſonnement en fait d'acides, de ſel & d'aromates, nuit par ſon acrimonie à ceux qui ſe portent bien ; il détruit*

*truit les plus petits vaiſſeaux, & excitant
un faux appetit par ſa pointe, fait que le
corps eſt plus accablé que nourri. §. 1040.
des inſtituts.*

§. 303. QUANT au fruit, ou des-
ſert, les ceriſes aigres, les fraiſes, les
oranges, un biſcuit de Spa ſec ou en
briſée, les anis, ſont ce qu'il y a de
plus convenable. Les perſonnes ſujettes aux vents & aux aigreurs, doivent éviter tous les fruits d'Eté.

§. 304. QUANT à la boiſſon, le
vin de Pontac & celui de Bourgogne
ſont plus propres dans une foibleſſe &
un relâchement des fibres conſiderable.
Si l'on craignoit d'échauffer, le vin de
Bar pourroit leur être ſubſtitué. Un
vin de liqueur ſeroit meilleur dans les
aigreurs, les épuiſemens, les maladies
de poitrine. Et le vin de Moſelle
doit l'emporter lorsqu'il s'agit de rafraîchir, de corriger l'acrété des humeurs, de réſoudre, d'attenuër, de
dèsobſtruer, d'ouvrir par le bas.

§. 305. LA bierre eſt plus peſante
& plus groſſière que le vin. Cependant les perſonnes, qui ont coutume
d'en boire journalièrement, peuvent

L 3

en

en faire leur boisson dans le tems de l'usage des eaux, pourvu qu'elle soit faite de bons grains, bien cuite, qu'elle ait bien fermenté, qu'elle n'ait ni moins de deux, ni plus de quatre mois, & qu'on ne la tire pas d'un tonneau levé; enfin qu'on ait de la bierre telle qu'on auroit de la peine d'en trouver à Spa, & l'on pourroit en boire aux repas. Ce que je dis ici de l'habitude, doit être appliqué avec un grain de sel à tout ce qui regarde le choix de toute autre boisson & des alimens. *Consuetudo est altera natura.*

§. 306. Bien des personnes ont une terreur panique du mêlange de l'Eau du Pouhon avec le vin aux repas. Je veux croire que quelques-uns pourroient s'en trouver mal; mais le danger en est si peu à craindre, que de cent & cent fois que je l'ai vu pratiquer & que je l'ai pratiqué moi-même, je n'en ai jamais vu de mauvais effet: Mr de Presseux n'étoit assurément pas de l'opinion commune; car nous voyons que non seulement il a permis ce mêlange, mais qu'il l'a même prescrit & je l'ai fait quelquefois à son exemple. Cette pratique
est

est fondée sur l'autorité de Mr. Boerhaave, qui recommande l'usage de
vin ou de la bierre délayée avec l'Eau
du Pouhon aux enfans rachitiques.

§. 307. Il seroit difficile de donner
des règles de la quantité qui convient
à un chacun. Je puis dire en général
qu'il faut avoir beaucoup d'égard à l'habitude; mais si l'on étoit accoutumé à
faire le souper fort ample, il faut se re-
former sur cet article. Il faut aussi régler la quantité suivant les forces du
malade, sans negliger l'attention qu'e-
xige le motif pour lequel il prend les
Eaux. Il convient aussi de retrancher
un peu de la quantité ordinaire de
la boisson, sur-tout le soir, de crainte
que le corps n'étant échauffé pendant
la nuit, ou les orifices des tuyaux
absorbans, n'étant pas disposés à atti-
rer l'Eau Minérale, elle ne produise
des gonflemens, &c.

Chapitre XI.

Des commodités & des plaisirs de Spa.

§. 308. L es délassemens, la tranquilité de l'esprit, l'oubli des affaires domestiques, la gaieté & les plaisirs, font des conditions si essentiellement nécessaires avec l'usage des Eaux Minérales, qu'à moins de s'y livrer on reçoit rarement de grands fruits de leur usage. Spa & ses environs présentent une telle variété d'objets & une si grande diversité de plaisirs, que cela a fait dire à l'Auteur des *amusemens des Eaux de Spa*, *qu'à juger des plaisirs des autres par les siens, il croit qu'il est peu de lieux, où l'on puisse passer plus agréablement la belle saison.*

§. 309. On peut y trouver des logemens au goût des personnes de toute sorte de conditions. Il n'y a pas d'année qu'on n'y fasse des réparations dans les bâtimens, de sorte qu'ils deviennent toujours plus commodes.

§. 310·

§. 310. ON peut se reposer du soin de la table sur les aubergistes, chez qui l'on est servi fort proprement & avec plus d'abondance que n'en exige l'usage d'un remede qui n'en agiroit que mieux pour être joint à une diette frugale. Ceux qui veulent vivre en famille ou en société choisie, soi tpour avoir leurs heures réglées, soit pour œconomie, soit pour avoir une table mieux servie, pour la santé ou pour la magnificence, trouvent à Spa des hôtels entiers à louër avec des cuisines fort commodes.

§. 311. LES habitans de Spa font respectueux & prévenans à l'égard des étrangers, au service desquels il se livrent d'une manière empressée, & ils tâchent de leur procurer toutes les commodités & les plaisirs possibles.

§. 312. ON y a une poste sur Liége & des messagers pour les autres endroits des environs. On y est accommodé de voitures & de chevaux pour aller aux fontaines.

§. 313. ON y a du bon pain, de fort belles viandes de boucherie, du gibier, du poisson, en abondance.

L 5

§. 314.

§. 314. Il n'y manque rien de ce qui regarde la pharmacie.

§. 315. On vend à Spa toute forte de marchandifes tant étrangéres que fabriquées dans l'endroit ; & fi l'on y manquoit de quelque chofe, la ville de Liége, qui n'en eft éloignée que de fix lieuës, pourroit y fuppléer.

Voila' les plaifirs & les commodités de Spa, qui regardent la vie œconomique.

§. 316. Le concours des étrangers n'en eft pas un des moindres plaifirs. On peut dire que la belle faifon y rasfemble des perfonnes de toutes les nations de l'Univers. Les Anglois, les Hollandois, les gens des pays-bas & du pays de Liége y font toujours le plus grand nombre ; il y vient cependant beaucoup de Seigneurs Allemans, des François & des gens des autres païs.

§. 317. Malgre' la diverfité de nations, de qualités, d'états, de religions & d'humeurs d'un fi grand concours de perfonnes, & quoiqu'on y obferve plus qu'autrefois de certaines étiquet-
tes,

tes, & le préjugé pour sa nation, l'on peut dire que les connoissances y sont fort aisées, & qu'on y vit ensemble sans contrainte & avec une politesse pleine de cordialité. La plupart des buveurs d'Eau, que les gens de Spa nomment *bobelins*, ou *boblins*, se regardent comme les membres d'une seule République, & on y vit d'une manière fort aisée. La politesse va souvent jusqu'à exciter à divertir ceux qu'une sombre melancolie ou le defaut d'assurance empéche de se produire. *Cette forte de tendresse*, comme le dit l'Auteur des *amusemens*, *est d'autant plus naturelle que presque tous ceux qui viennent à Spa font gloire d'être malades, & ce sentiment établit une espèce de confraternité entre tous les buveurs, qui les rend plus compatissans pour les travers d'autrui.*

§. 318. LES jeux de cartes font une partie des plaisirs de Spa. On y joue aussi au billard, ce que l'on peut faire également à Geronster.

§. 319. IL y a tous les jours à Spa bal ou assemblée publique. On n'y manque pas non plus de bals & d'assemblées particulières.

L 6

§. 320.

§. 320. On y a quelquefois la comédie & très souvent des autres spectacles, des sauteurs, des faiseurs de tours, qui peuvent toujours servir à diversifier les amusemens & les plaisirs.

§. 321. La promenade est celui de tous les plaisirs qui est le plus utile aux buveurs d'Eau. Le jardin des Capucins, dont le Père Gardien présente l'usage à tous les étrangers en allant leur faire la révérence à leur arrivée, fait une fort jolie promenade & sans contredit la plus belle de Spa. Ce jardin a de fort grandes allées, dont les haies, qui sont très hautes, garantissent du soleil la plus grande partie du jour. Il y a dans ce jardin des beaux jets d'Eau, quantité de beaux berceaux & un coup d'œil qui le rend fort agreable.

§. 322. La promenade, qui prend sur la place vis à vis de la fontaine douce, est aussi très agreable & fort goutée. Le Magistrat l'a fait faire l'an 1752.

§. 323. Les prairies de 4. & de 7. heures sont des promenades champêtres

tres dans des prairies bordées d'un côté par la rivière & de l'autre par de
hautes montagnes, dont la verdeur
des arbres & le murmure de l'Eau rendent ces promenades très agreables.

§. 324. On doit aux foins d'un
Gentil-homme Anglois quelques promenades dans les montagnes, qui re-
pondent au chemin d'Aix-la-Chapelle ; l'art n'y a été employé que pour
rendre la promenade aifée, & n'a en
rien altéré la fimplicité de la Nature.
Cette promenade eft fort champétre',
& plait à ceux qui ne fe rebutent pas
de monter & de descendre alternative-
ment.   On dit que c'eft affez le goût
de la nation Angloife. Ces promenades
ont auffi été faites l'an 1752.

§. 325. Le même Seigneur a merité la reconnoiffance des Boblins par
les promenades, les détours, les en-
jolivemens, qu'il a fait faire ces trois
dernières années dans les Bois des environs de la Geronftère & de la Sauvenière : les embelliffemens & les promenades, qu'il a faites fur-tout à cette
dernière fontaine, font fort charman-
tes. Ces promenades confiftent dans

un grand nombre d'allées coupées dans le Bois de diverses longueurs & largeurs, dont les tours sont fort bien imaginés & quelques-uns sont faits en forme de petits labīrinthes ; la plupart sont cottoyées par de petits ruisseaux, qui forment de distance à autre de belles cascades, des réservoirs, qui offrent un joli spectacle. Il a eu soin de pourvoir ces promenades de bancs, & d'y faire des berceaux qui paroissent n'être que l'ouvrage de la Nature. Outre ces nouvelles promenades, il y a sur la hauteur derrière la fontaine, une grande place, à laquelle on va par un double escalier, & au bout de laquelle il y a encore une grande allée, le tout embelli encore par les soins du même Anglois. Le Magistrat doit y faire un bâtiment le Printems prochain.

§. 326. Les environs de Spa, outre le plaisir & l'utilité du mouvement, que la curiosité de les voir occasionne, satisfont par la diversité des objets. Chaque païs a ses beautés naturelles ; les plus grandes de celui-ci consistent à voir de belles plaines, de hautes mon-

montagnes, des vallons, des collines, des bocages, dans des différentes perspectives, dont l'assemblage fait les plus charmans païsages, dont les étrangers sont toujours fort satisfaits. Par-tout où l'on porte ses pas, on y voit des charmans coups d'œil, des tapis de verdure, enfin de tout ce qui est compris sous le nom de beautés champêtres.

§. 327. Si on ne regrette pas ses peines, on peut en faisant des promenades un peu plus longues, avoir le plaisir de voir les endroits les plus remarquables des environs; par exemple *Liége*, qui est une belle ville & la capitale du païs, dont le Palais, & les Eglises meritent d'être vus.

§. 328. *Chaud-Fontaine* à deux lieuës de Liége, endroit assez joli & agreable, où il y a des bains d'Eau chaude: on peut y passer en venant de Liége à Spa. Ces bains sont plus fréquentés pour les plaisirs que pour la santé, quoique leur usage, qui consiste principalement à deboucher les pôres & à faciliter la transpiration, ne pourroit être que très utile aux personnes qui
vien-

viennent prendre les Eaux de Spa, attendu sur-tout la grande facilité de le faire pour ceux qui y viennent par la voie de Liége.

§. 329. *Aix-la-Chapelle* est une belle ville à sept lieuës de Spa, célébre par ses bains d'Eau chaude, très efficaces contre plusieurs maladies & souvent necessaires avant ou après l'usage des Eaux de Spa.

§. 330. *Malmendi*, *Stavelot*, sont des villes éloignées chacune de trois lieuës de Spa, qui meritent d'être vuës.

§. 331. LES mines de fer, de plomb, de souffre; les machines, avec lesquelles on prepare le vitriol, le plomb, la cerusse, le souffre; les fourneaux, où l'on fond le fer; les affineries, les forges; enfin quantité d'usines & de machines, avec lesquelles on tire & on travaille ces différens Minéraux, sont encore des sujets d'attention de la part de ceux qui font cas de l'histoire naturelle. On peut se satisfaire sur ces articles aux environs de *Theux* & de *Chaud-Fontaine*.

§. 332. L'ARTICLE 63. rapporte
les

les différens cantons, dans lesquels le Marquiſat de *Franchimont* eſt diviſé; on peut ſe promener dans ces endroits avec autant de curioſité que par-tout ailleurs, ſi l'on veut ſe faire une connoiſſance exaĉte du païs.

§. 333. *La cascade du Coo*, eſt une chûte d'Eau en une quantité fort conſiderable & qui tombe de fort haut; l'Auteur des *amuſemens* a déterminé cette hauteur d'environ cinquante piés. On l'eſtime une des plus belles cascades naturelles de l'Europe. Le chemin en eſt très difficile ſur-tout pour les voitures. Elle eſt eloignée d'environ trois lieuës de Spa du côté de Stavelot.

§. 334. LA plupart des étrangers ſe font un plaiſir de viſiter les boutiques des ouvrages de Spa & d'y voir travailler les meilleurs ouvriers. La profeſſion de Spa la plus générale c'eſt la peinture. Il y en a qui tirent en grand, d'autres en mignature. Mais la ſorte de peinture en quoi les ouvriers de Spa ſe diſtinguent, c'eſt dans les figures qu'ils peignent ſur toutes ſortes de pièces de meubles faites de bois, par

exem-

exemple des toilettes, des boëtes de quadrille, des étuis de montre, des écritoires, des tabatières, des cannes, des boëtes à thé, &c. ils peignent ces pièces de différens goûts, en vernis de la Chine & en goût Chinois, en encre de la Chine; en écaille, en porcelaine; les unes font en plat, les autres en relief. Les fujets qu'ils y peignent, font tirés ou de l'hiftoire, ou de la fable; ou ils repréfentent des païfages, des vuës des environs de Spa, des fruits, des fleurs, &c. il y en a de toute forte de prix; par exemple il y a des toilettes d'un, de deux, de trois, jusqu'a 20. & 25. ducats.

§. 335. LE tour, qui excelle au deffus des autres ouvrages de Spa, n'en eft pas un des moindres plaifirs. On peut dire que cet art y eft exercé par le Sieur LAMBERT CHROUET avec une dexterité, qui non feulement charme les Seigneurs qui vont le voir travailler étant à Spa, & auxquels il fe fait un vrai plaifir de montrer fes ouvrages, mais qui lui a encore merité l'honneur d'être appellé à Vienne avec fon Tour l'an 1748. par L'Empereur

glo-

glorieusement régnant, où il a resté pendant six mois pour mettre S. M. I. en état de se servir de son Tour avec agrément. Sa Maj. Imp. pour lui marquer sa satisfaction, lui donna de très beaux présens, entre autres une belle tabatière de porcelaine de Saxe & trois medailles d'or.

CE Tour, dont j'ai vu le pareil, qui est encore chez lui, étoit tellement construit qu'il pouvoit tourner au moyen du même arbre, deux rosettes ou contours différens à la fois & par le même mouvement, desorte qu'il pouvoit tourner d'un côté un ovale figuré & de l'autre un quarré aussi figuré. Par le moyen de la même machine, il pouvoit tirer les lignes perpendiculaires, tourner les rampans tant simples que figurés, l'excentrique, les points de diamant de toute façon, les guilliochets, les armes, les portraits & généralement tout ce qu'on peut faire dans le Tour.

LE dit Sieur CHROUET n'a pas seulement imité les piéces principales, qui font dans la description du cabinet de MR. DE SERVIÈRE, que l'on

don-

donne pour des chefs-d'œuvre inimitables, mais il les a surpassées ; car dans le globe, qui n'a qu'une ouverture assez petite, dans lequel Mr. de Servière a tourné une boëte à portrait de trois piéces, dont le diamètre occupe toute la capacité intérieure, le Sieur Chrouet a ajouté à ces ouvrages, en tournant la boëte en petits goderons & en d'autres figures, ce qui rend cette pièce beaucoup plus curieuse & plus difficile.

Il fait quantité de beaux ouvrages en yvoire, en écaille, en nacre de perles, percés à jour, comme des pyramides, des étuis en panier, & enfin quantité de pièces, qui meritent de contribuër aux plaisirs des Seigneurs qui viennent à Spa.

Cha-

CHAP. XII. ET DERN.

*Dans lequel on examine si l'on s'apper-
çoit seulement de l'effet des Eaux
Minérales quelque tems après
en avoir fait usage.*

§. 336. ON ne laissera pas que de
regarder cette question
pour une entreprise de pure politique.
Elle est d'une matière qui sert souvent de voile au plus parfait charlata-
nisme. Il importe d'autant plus de
l'éclaircir.

§. 337. LE P. BUFFIER rapporte
dans son *Cours des sciences*, une épitre
d'un stile familier, qui exprime assez le
jugement que la plupart pourroient
porter du texte de ce Chapitre. Je la
copierai mot par mot:

„ A Mr. le Comte de M * * * qui
„ demandoit à l'Auteur de lui écrire en
„ vers ce qu'il pensoit des Eaux Mi-
„ nérales, qu'il prennoit actuellement.

„ *Vous*

„ *Vous demandez qu'en vers je tâche à vous apprendre*
„ *Des nouvelles des Eaux que je suis venu prendre;*
„ *Vous pourrez être satisfait;*
„ *J'en jus acquerir la science;*
„ *Sur le rapport qu'ici mille gens m'en ont fait,*
„ *Et sur ma propre experience.*
„ *Il en faut convenir. En fait de guerison,*
„ *Des trente & quarante miracles,*
„ *Sont les agreables spectacles,*
„ *Qu'on vante aux Eaux chaque saison.*
„ *Sciatique, paralysie,*
„ *Roumatisme malin, colique, apoplexie,*
„ *Disparoissent en moins de rien.*
„ *Mais vous, me dira-t-en, vous en trouvez vous bien?*
„ *De ces divines eaux; de ces eaux nonpareilles,*
„ *Avez-vous senti les vertus?*
„ *Assurement; des effets, tant & plus:*
„ *On m'en fait compliment; elles me font merveilles.*
„ *Tant mieux: vous êtes donc gueri?*
„ *Gueri? je n'en sens rien, mais il le faut bien croire:*
„ *Mon Medecin s'en est fait gloire,*
„ *Et mon hôte me trouve un visage fleuri:*
„ *Pourroit-on en douter apres cela? nenni.*
„ *D'ailleurs pour le present je ne suis pas en peine;*
„ *Car on debite ici pour maxime certaine,*
„ *Que c'est deux mois apres qu'on a quité les eaux,*
„ *Que soi-même on ressent que l'on n'a plus de maux.*
„ *S'il m'en reste, tant pis; ce sera bien ma faute;*
„ *Non, la leur: cependant, tout aura reüssi*
„ *Pour mon Medecin & mon hôte;*
„ *Qui trop judicieux pour en prendre souci,*
„ *Me verront, moi bien loin; & mon argent ici.*

§. 338. LA verité de cette politique n'est que trop marquée. Ceux qui ont interét à faire naître aux malades des esperances flatteuses y manquent rarement. Mais leurs raisonnemens, leurs promesses, n'étant pas toujours fondées sur la réalité des faits, par-là ils

ils tombent dans la conclufion de l'é-
pitre badine. Cela ne doit pas nous
éloigner des prognoftiques que la raifon & l'expérience ont autorifés : les
affurances légitimes ne doivent pas é-
tre condamnées en dépit de l'abus &
de la charlatanerie.

§. 339. IL y a beaucoup de cas,
où je fuis pour l'affirmative de notre
queftion ; mais je me renferme dans
des bornes étroites, & je ne fuis pas de
l'avis de ceux qui fe ruïnent en promeffes. Si quelqu'un doute s'il eft effectivement des maladies dans lesquelles on ne fe trouve mieux par l'u-
fage des Eaux Minérales que quelque
tems après les avoir laiffées, qu'il fus-
pende fon jugement jusqu'à ce qu'il
ait fait attention aux remarques fuivantes,

1°. A' l'experience. Voiez entre
autres l'Obferv. I.

2°. AU raifonnement, qui lui eft
conforme. En effet foit que je confi-
dère dans nos Eaux la qualité de fortifiant, ou celles de desobftruant, d'é-
vacuant, d'altérant, je conclus qu'il
y a des cas où l'on ne doit s'en fentir

tir mieux qu'après les avoir laissées ;
& d'autres où l'on doit même se
trouver dans le tems de la boisson plus
mal qu'auparavant, quoique la guérison s'ensuive.

§. 340. Si nous examinons la vertu fortifiante de nos Eaux, je remarque, avant d'en venir aux Eaux particulièrement, que la plupart des choses qui fortifient, ne font cet effet
qu'en affoiblissant. Rien ne rend le
corps plus fort & plus robuste que le
travail & l'exercice. Cependant au
tems de l'action le corps s'affoiblit :
pourquoi ? Sera - ce uniquement par
la perte des esprits animaux ? Non cer-
tainement. Mais ces fonctions, le
travail, l'exercice, de même que le
mouvement, les frictions, &c. supposent les fibres tenduës & dans une
action de ressort : or il est démontré
que les fibres tenduës perdent toujours
de leur élasticité, voiez le §. 154. Ch. I. &
c'est tellement cette perte d'élasticité,
qui est la cause principale de l'affoiblissement, qui suit le travail, le mouvement, que l'on peut s'en assurer
par une simple expérience : par exemple

ple fi j'emploie pendant un quart
d'heure toute la force de mon bras
pour foutenir le plus grand poids que
je puiffe lever, par exemple de 150.
livres; ce bras fera bien plus foible que
s'il eût foutenu un poids de cinquante
livres fix quarts d'heure de tems, qui
fait le double de poids foutenu en fix
fois autant de tems, parce que pour
foutenir le plus grand poids poffible il
faut une extrême tenfion. En effet
qu'on examine quel eft le fortifiant
pour ces fortes de foibleffes; c'eft le
repos, c'eft le relâchement des fibres,
qui n'étant plus bandées reprennent
leur élafticité conformement à ce qui
a été dit au Chap. I. *du Méchanisme*
&c. Ce raifonnement peut être appliqué à tous les cas de cette nature,
comme à la perte des forces par de
longues veilles, dont le cordial confifte dans le profond fommeil. Je ne
fai comment on pourroit mieux expliquer l'affoibliffement, qui fuccede aux
plaifirs du jus de la vigne, lorsqu'on
en boit outre mefure: au commencement de la boiffon le corps fe fortifie,
ou plutôt s'anime, il s'échauffe, les

M

fi-

fibres se tendent; les fibres ainsi tenduës perdent de leur élasticité : d'un autre côté l'abondance du principe spiritueux trouble les fonctions du cerveau & des nerfs; de là l'affoiblissement s'ensuit. Dans tous ces cas nous voyons que les fibres tenduës précedent la foiblesse : dans les prémiers, le travail, le mouvement, &c. cette tension est accompagnée de la perte des esprits animaux; dans le dernier au contraire on ajoute un principe spiritueux. C'est le même avec les Eaux Minérales : plusieurs personnes en ont la tête lourde, les jambes foibles & chancelantes, sur-tout l'après-midi dans le tems que les Eaux ont exercé l'élasticité des fibres. Je regarde cet effet pour le même que dans les exemples précedens; & je tiens que cette foiblesse provient principalement du relâchement qui doit suivre de la tension. Mais cette tension dans tous les cas suppose une plus forte action, qui condense les fibres, qui les serre davantage, c'est-à-dire, qui les fortifie. Ainsi il n'est point étrange que tel qui prend les Eaux de Spa pour une foiblesse, devienne encore plus foible sur-tout au commencement

ment de leur usage, & qu'il ne se sente vraiment fortifié qu'à la fin, ou que quelque tems après les avoir quittées.

§. 341. DANS un sujet cacochyme, scorbutique, dans les dartres, la demangeaison, &c. & dans tous les cas, où le sang est salé, acre, comment les Eaux doivent-elles agir? Elles produisent un plus grand mouvement des humeurs avant de les corriger : ce mouvement doit augmenter la douleur, la demangeaison, l'inflammation, &c. qui diminueront & se corrigeront aussi-tôt que l'acrété sera corrigée, ou evacuée.

§. 342. SI on prend ces Eaux pour des obstructions, il doit se faire une violence à l'endroit de la resistence ; cette violence doit être sensible si la partie est fort sensible ; souvent même il survient une petite fièvre, ce qui peut occasionner des frissonnemens, des chaleurs, des lassitudes, &c. & l'on se trouvera mieux seulement lorsque les obstructions seront levées.

§. 343. L'EVACUATION suppose une diminution dans la tension des fibres, un relâchement donc, une foiblesse ; ainsi les maladies, que ces Eaux

 gué-

guériffent en évacuant, fuppofent pendant la cure un affoibliffement; mais les fibres relâchées reprendront alors leur élafticité, & après toutes les évacuations le malade fe fortifiera peu-à-peu.

§. 344. Si la maladie, pour laquelle on prend les Eaux, confifte dans une lenteur & un épaiffiffement du fang provenant du defaut d'élafticité dans le cœur, le poumon, les vaiffeaux, ou du defaut du liquide nerveux pour exciter les parties; il faut prémièrement corriger la caufe en les fortifiant, ou en fuppléant au defaut des efprits. Et ce fera feulement après y avoir pourvu, qu'il fe formera un fang d'une qualité loüable, & qu'on s'appercevra de l'effet des Eaux Minérales.

Ces remarques doivent fuffire pour des exemples inconteftables.

Fin de la pratique raifonnée.

TRAI-

TRAITÉ

DES

EAUX MINÉRALES

DE

S  P A.

DEUXIÈME PARTIE,

SECONDE SECTION.

Contenant la pratique expérimentale.

M 3

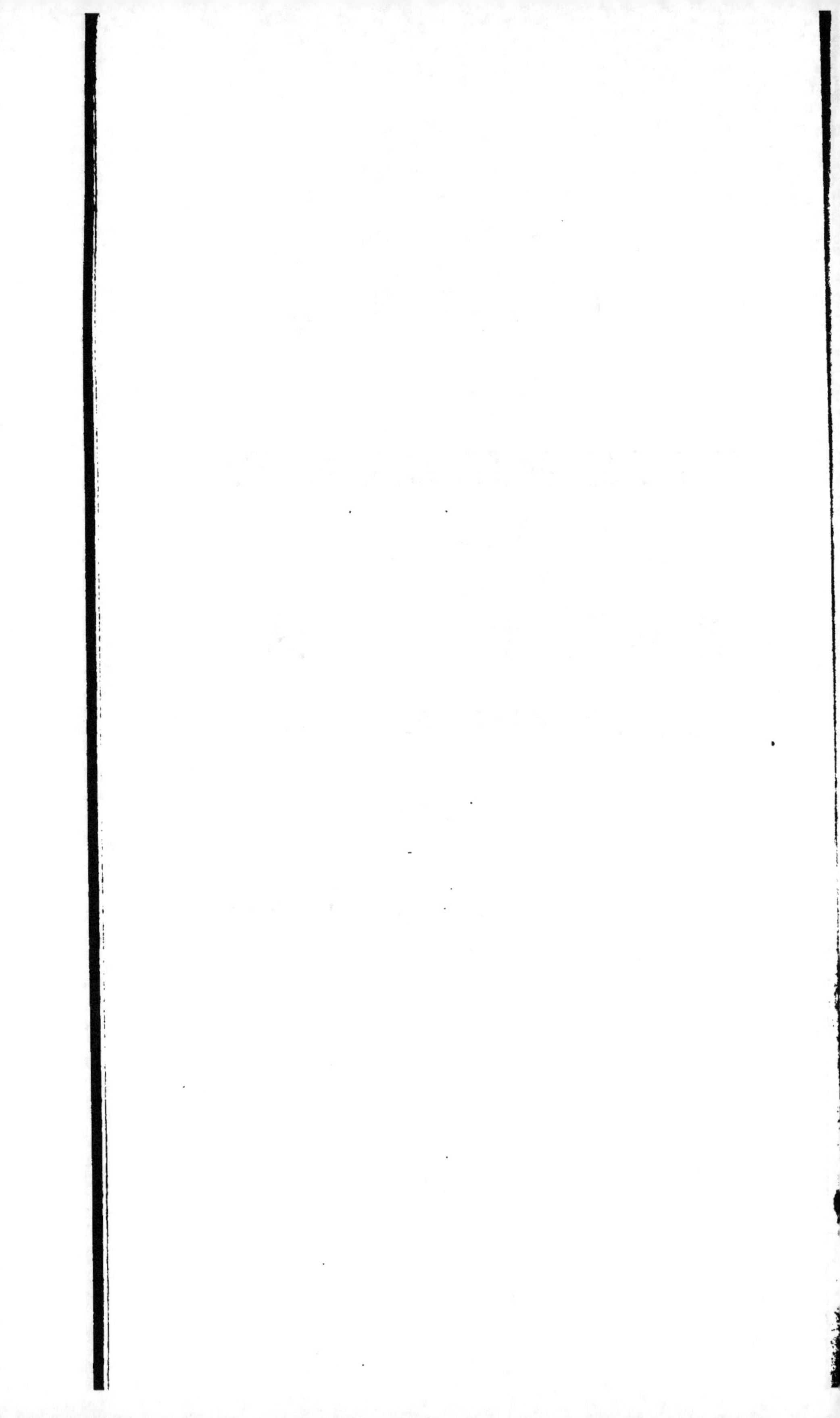

TRAITÉ

DES
EAUX MINÉRALES
DE
SPA.

SECTION II.

PRATIQUE EXPERIMENTALE,

Qui contient des obſervations ou des cas de pratique des Eaux de Spa.

CHAPITRE I.

Plan de cette partie.

§. 345. JE me propoſe deux fins principales par les obſervations qui font le ſujet de cette ſection. La prémière de montrer la

vé-

vérité des dogmes théoriques par leur conformité avec l'expérience. La seconde de donner des exemples des vertus de nos Eaux par les cures qu'elles ont faites ; les exemples persuadent souvent mieux que les plus beaux raisonnemens.

§. 346. Je choisis ces exemples en partie de la pratique, que j'ai euë à Spa pendant cinq années que je me suis appliqué à en acquerir la connoissance. J'ai pris de quelques sçavans Médecins, & principalement des Auteurs qui ont écrit sur ces Eaux, le reste des observations que j'ai trouvé à propos d'y inferer. J'ai glané expressément une quantité de ces observations, afin que n'étant pas de mon fonds, elles confirment mes principes d'une manière moins suspecte, & qu'elles prouvent d'autant mieux l'action uniforme que ces Eaux ont exercée dans tous les tems. A la tête de chaque observation étrangère je cite l'Auteur dont je l'ai prise.

§. 347. Dans mes propres observations je tâche de déveloper les causes de la maladie, sur-tout celles sur lesquelles les Eaux de Spa doivent plus

su-

fûrement agir, foit pour les ôter, foit pour les irriter & les empirer.

§. 348. Je choifis entre les obferva-tions des Auteurs, celles dont les cau-fes font auffi les mieux expliquées. j'y fupplée quelquefois lorfque l'effet d'une forte d'Eau Minérale me fait prefumer de la nature du mal.

§. 349. J'ᴀʙʀᴇɢᴇ & je change la forme de celles qui contiennent des ma-tières, ou des explications peu neces-faires, ou qui font détaillées trop con-fufément.

350. Jᴇ ne prétens pas donner des obfervations de tous les cas, dans les-quels nos Eaux font utiles, ou contraires. Le projet en feroit trop vafte. J'en don-ne feulement quelques-unes à mon gré pour fervir d'exemples, non feulement dans les mêmes maladies, quant au nom ou à la reffemblance des fymptomes, mais encore dans des maladies qui n'en diffèrent que par le fiége, ou la com-plication des fymptomes.

§. 351. A la tête de chaque chapitre, qui contiendra des obfervations fur des cas dependant de même caufe, je dirai aquelle des fources convient le mieux

M 5

dans

dans ces fortes de maladies. Dans quelques endroits je m'étendrai fur la nature de ces incommodités, fans in'obliger à le faire dans d'autres endroits, qui pourróient l'exiger également. Cette fection ne traite effentiellement que de la partie de la pratique qui contient les obfervations, ou expériences, & que j'ai nommée pour cela *pratique expérimentale*. Si j'y ajoute quelque chofe de la théorie, ce fera de furcroît.

§. 352. JE ne m'attacherai pas fcrupuleufement à reduire ces obfervations dans un ordre fort exact. Cela feroit même impoffible, à moins de faire un fort grand nombre de divifions fuivant ia différente complication des maladies; ce qui ne feroit que repandre de l'obfcurité. Je les difpoferai fuivant les caufes des maladies, fur lesquels nos Eaux agiffent principalement; par exemple je réduirai fous la claffe des maladies, qui dépendent d'obftructions & du relâchement des fibres, les paffions hyftérique & hypochondriaque, quoique d'autres caufes foient fouvent de la partie, & quoiqu'elles puiffent naître d'une feule de ces caufes; par exemple la paffion
hy-

hyſtérique peut dependre uniquement d'épuiſement, & la paſſion hypochondriaque d'obſtruction avec les fibres aſſez fortes en ſoi, mais ſeulement foibles en comparaiſon de l'impulſion des humeurs trop fortes dans certaines parties.

CHAPITRE II.

Obſervations ſur les vertus des Eaux Minérales de Spa dans les maladies qui dépendent ou qui conſiſtent principalement dans le relâchement des fibres.

§. 353. JE range ſous cette claſſe les maladies, dont la cure paroît ſur-tout conſiſter à rendre du ton & de l'élaſticité aux fibres, à les fortifier. Les Eaux de Geronſter ſont preſque toujours les plus efficaces dans ces maladies.

Observation I.

Paralysie des mains & des jambes en partie, &c. M. Presseux.

„ Je traitai conjointement avec le
„ savant Mr. Sacrelaire, une
„ Dlle de 25 ans. Cette personne avoit
„ pris pendant trois ans consécutifs les
„ bains en *Allemagne* & ensuite deux
„ fois ceux d'Aix-la-chapelle, pour u-
„ ne paralysie des mains (& des jam-
„ bes suivant le texte,) accompagnée
„ d'atrophie, qui survint à une coli-
„ que de Poitou. Elle but par nos
„ conseils la Geronster, & je fortifiai,
„ selon ma coutume, le prémier ver-
„ re de 15 ou 20 gouttes de l'extrait
„ des Eaux, chaque jour. Pour lui
„ conserver le ventre libre, qui d'or-
„ dinaire est resserré (dans le tems
„ de l'usage des eaux), nous lui don-
„ names des eccoprotiques, & nous ne
„ negligeames pas les topiques conve-
„ nables.

„ EL-

„ ELLE ne reſta à Spa qu'un mois;
„ ſes affaires domeſtiques bornèrent
„ ſon ſéjour : tout le changement dont
„ elle s'apperçut, conſiſtoit en ce que
„ ſes bras étoient tant ſoit peu plus
„ gros qu'à ſon arrivée;

„ . . . .

„ CETTE jeune Dlle me raconta
„ l'année ſuivante, qu'elle ſentit trois
„ mois après l'uſage des Eaux, beau-
„ coup plus de force dans les mains;
„ que leur maniment ſe faiſoit avec
„ plus de liberté, & qu'inſenſiblement,
„ ſept mois après, elle s'en étoit ſer-
„ vie comme auparavant, excepté
„ que le poignet n'avoit pas tant de
„ force qu'avant ſa maladie, & qu'elle
„ ne pouvoit pas lever le pouce gau-
„ che."
. ELLE but encore les Eaux cette
deuxième année: „ Pendant ſix ſemai-
„ nes avec beaucoup de ſuccès, s'ap-
„ percevant d'un jour à l'autre qu'elle
„ gagnoit des forces, que les mouve-
„ mens du pouce gauche étoient plus
„ libres, & que les avant‧bras groſſiſ-
„ ſoient. Elle fit ici uſage des Eaux
„ pendant deux mois, la troiſième an-

„ née, se plaignant uniquement de la
„ foiblesse du pouce gauche, & elle s'en
„ retourna très-satisfaite.

Observation II.

Sur la même maladie. M. Presseux.

„ Un Seigneur agé de 56 ans
„ vint à Spa d'Aix-la-chapel-
„ le, où il s'étoit baigné pendant six
„ semaines dans la vuë de se guérir
„ d'une paralysie des mains, avec un
„ œdeme considérable, qui étoit aussi
„ l'effet de la colique de Poitou: les
„ jambes & les piés étoient de même
„ fort enflés. La paralysie étoit dé-
„ jà si avancée, qu'il ne pouvoit
„ marcher qu'à l'aide de deux dome-
„ stiques. Je lui fis avaler dix verres
„ de la Geronster par jour:" (il fal-
lut lui donner des laxatifs parce que les
eaux le resserroient extrêmement.)

„ Je me suis aussi servi des topiques
„ convenables.
„ Le dixième jour qu'il but les
„ Eaux

„ Eaux, il put avec beaucoup de
„ peine decacheter une lettre; & le
„ vingt-cinquième il commença à se
„ promener seul dans Spa avec un
„ bâton à la main, au grand étonne-
„ nement de tous ceux qui l'y avoient
„ vu arriver.

„ APRÈS les avoir prises pendant
„ l'espace de trente jours, il les quit-
„ ta dans la résolution d'y retourner
„ l'année suivante; mais il en fut em-
„ pêché par la guerre, qui desoloit
„ tout son païs. Il m'écrivit le prin-
„ tems suivant, *que ses forces lui étoient*
„ *revenuës peu-à-peu, qu'il pouvoit faire*
„ *tous les jours quatre lieuës de chemin à*
„ *pié, & qu'il l'avoit même éprouvé*
„ *pour sa santé; qu'il buvoit & mangeoit*
„ *seul, & se decouvroit la tête.*

OBSERVATION III.

Sur la même maladie. AB HEERS

„ UN Gentilhomme de Calais é-
„   toit atteint d'une telle para-
„ lysie des deux jambes que je n'en a-
„ vois

,, vois jamais vu de pareille. Quoi-
,, qu'il se soutint sur des bequilles, il
,, ne lui eut pas été possible de mettre
,, un pié à terre ; il les trainoit tous
,, deux comme du linge mouillé. Aïant
,, purgé quelquefois avec la poudre de
,, *Caryocostinus* & les hermodactes ; &
,, aïant été frotté avec des huiles chau-
,, des depuis la téte jusqu'à l'extremité
,, de l'épine du dos, il a commencé à
,, prendre les Eaux au lit, qui passè-
,, rent avec tant de succés par les uri-
,, nes, que s'étant aussi fait frotter
,, les cuisses jusqu'aux talons avec les
,, mémes huiles, il marcha en peu de
,, tems sans soutien, comme avant sa
,, paralysie, qu'il avoit gagnée sur
,, mer par des pluies & un froid de
,, longue durée. Il buvoit à midi de
,, l'hydromel dans lequel on avoit in-
,, fusé des fleurs de stecas Arabique,
,, d'iris de Florence, de sauge & de la
,, racine d'*Acorus* Il mangeoit des
,, viandes roties, dans lesquelles on
,, mettoit de l'ail, qu'il aimoit ; & à
,, la fin on y mettoit de la poudre de
,, canelle, de fleur & de noix musca-
,, de. Il se procuroit un vomissement

,, deux

„ deux fois par femaine avec l'Eau de
„ Geronfter : après quoi ne buvant
„ plus d'Eau ce jour-là , je lui faifois
„ prendre une drachme de theriaque
„ pour fortifier fon eftomac.   Enfin il
„ eft retourné à Calais parfaitement
„ guéri. ”

OBSERVATION IV.

Sur la même maladie.

MR. DE PRESSEUX dit à la
fin de la feconde Obfervation,
qu'il a encore traité cinq autres perfonnes qui ont été guéries de paralyfie
provenant de la colique de Poitou, par
la Geronfter.   J'en ai aufſi vu une
fois de bons effets.

OBSERVATION V.

Foibleſſe des nerfs.

UN Seigneur de la Virginie eft
venu pour la feconde fois à
Spa l'an 1751. pour une foibleſſe des
                                    nerfs,

nerfs, qui l'empêchoit de marcher: il y a pris les Eaux Minérales avec beaucoup de succés ; & il s'est trouvé à la fin en état de marcher avec une canne.

OBSERVATION VI.

Foiblesses , syncopes , angoisses , palpitations.

UNE D^{lle} de 18 ans d'un tempérament délicat, s'étant considérablement affoiblie par l'usage excessif du thé & du caffé, a commencé à se plaindre à l'âge de 15 ans, tems auquel le tribut periodique auroit dû commencer, de douleurs & de gonflemens d'estomac, sur-tout après les repas, quoique le defaut d'appetit ne lui permît de manger que très modiquement. A l'âge de 17 ans elle eut ses règles pour la prémière fois, mais d'une telle abondance qu'elle s'évanouit plusieurs fois avant que cet écoulement fût arrété: quoiqu'elle ait ensuite conti-

tinué à les avoir affez régulièrement,
elle devint d'une couleur pâle oran-
gée, elle fut fujette à de fréquentes
fyncopes, à des angoiffes, des palpitations de cœur. Dans cet état elle
eft venuë à Spa l'an 1749. & m'aïant
confulté, je lui ai fait prendre une prife de rhubarbe, qui l'a un peu purgée.
Je lui ai enfuite fait prendre les Eaux
de Geronfter, qui au bout de dix
jours lui ont rendu un peu d'appetit,
une meilleure couleur, & les forces
ont commencé à revenir ; & au bout
de quatre femaines elle eft partie entièrement rétablie.

OBSERVATION VII.

Foibleſſe & épuiſement provenant d'étu-
de & de chagrins.

UN jeune Religieux réduit à une
vie fedentaire, & fe voyant au
mois de Mars 1752. extenué par l'excés d'étude & enfuite encore plus par
le chagrin que lui caufa la mort ino-

pi-

pinée de son Père, a été accablé de maux d'estomac, d'indigestions, de points de côté, de ventosités, de borborygmes, d'insomnie, & a toujours été constipé. Il a eu de tems en tems des violens vomissemens & trois fois de fortes convulsions, deux fois de la jambe gauche au Printems & une fois de la droite en Eté, qui lui duroient 10 ou 12 heures. Aïant consulté des Médecins, qui, en lui donnant des purgatifs violens souvent réitérés, ont achevé de l'abattre & de l'épuiser au point qu'étant devenu pâle comme un mort, d'une grande foiblesse & d'une telle maigreur qu'il n'avoit que la peau collée sur les os, sans appetit, toujours accablé des mêmes symptomes qu'auparavant, il est revenu dans ce païs en partie pour y reprendre l'air natal, se recréer & se soustraire à ses études, & en partie pour y prendre les Eaux de Spa; il a pris 12 jours la Sauvenière & 9 le Pouhon transporté. Ces Eaux lui ont donné presque tous les jours 4 ou 5 selles, lui ont rendu un bon appetit, une belle couleur vermeille; & étant de retour à son abbaye

il

il m'a écrit deux mois après avoir quitté les Eaux, qu'il continuë à se bien porter.

J'AVOIS cru l'envoyer prendre la Geronster à la source après avoir commencé par la Sauvenière ; mais il s'en est si bien trouvé qu'il a paru inutile de le retirer pour cela d'entre ses parens; ce qui m'a porté à lui conseiller ensuite le Pouhon, lequel, outre qu'il conserve mieux ses vertus dans le transport, & parce qu'il est abondant en fer, me paroissoit plus propre à fortifier les prémières voies.

OBSERVATION VIII.

Foiblesse d'estomac, perte d'appetit, colique, enflure des jambes, &c.
Prise de la description du Présent que S. M. Cz. a fait
au Magistrat de Spa.
Voiez la liste des
Auteurs.

L'EMPEREUR de la grande Russie étant accablé d'un grand degoût, causé par un relâchement des
fi-

fibres de l'eftomac, avec enflure des jambes, des coliques bilieufes, le vifage de très mauvaife couleur, & aïant pris fans fuccés les Eaux Minérales d'autres païs, s'eft rendu à Spa l'an 1717, ou S. M. Cz. a pris les Eaux de Geronfter à la fource, de l'ufage desquelles elle s'eft portée mieux de jour à autre, & en a enfin obtenu l'entier recouvrement de fa fanté.

Observation IX.

Foibleffe & grande fenfibilité, degoût, ventofités, palpitations, &c.

Un Seigneur du Païs-bas, homme d'étude, agé de 35 ans, d'une complexion fort délicate & d'une très-grande fenfibilité, accablé de palpitations depuis fept ans, fuite d'une jauniffe caufée par le chagrin, lesquelles lui prenoient fur-tout aux grandes chaleurs de l'Eté, & aux plus grandes froidures de l'Hiver, aïant avec cela un degoût de toute chofe, fujet à
des

des douleurs d'entrailles, à des ventofités & à tous les fymptomes qui
attaquent le bas-ventre dans les cas d'indigeftions, eft venu à Spa l'an 1750,
avec une telle émotion des humeurs
caufée par la fatigue du voyage, que
le Médecin, qu'il confulta, le fit
faigner, & lui prefcrivit rélativement
à fon état. Il m'a confulté enfuite, &
il m'a dit qu'il avoit naturellement une
averfion pour le vin & la bierre, qu'il
attribuoit à un degoût que fa Mère
en avoit eu dans fa groffeffe : il n'en
avoit jamais bu que depuis le tems de
fes incommodités. L'Eau, qui avoit
été fon unique boiffon pendant 28
ans, lui avoit trop relâché les fibres.
Il me paroît que fes palpitations pro-
venoient de la réfiftance que la rarefaction du fang faifoit au cœur dans
les chaleurs & le froid en Hiver, en
refferrant les vaiffeaux fuperficiels, &
furchargeant de fang les parties inter-
nes. La grande fenfibilité & le relâchement, ou la foibleffe des fibres de
tout le corps, pouvoient faire le refte.
Il a commencé par le Pouhon, avec
deux drachmes de fel de prunelle, qui
l'ont

l'ont purgé & lui ont causé une telle émotion des humeurs, qu'il n'a pas été en état de prendre des Eaux le lendemain. Je lui ai conseillé de prendre chaque jour 3 ou 4 verres de Pouhon & 7 ou 8 de Sauvenière, ce qui étoit conforme à l'avis de l'autre Médecin. Ces Eaux l'ont purgé au commencement avec de grandes douleurs du bas-ventre ; mais au bout de quelques jours elles ont continué à le purger avec plus de facilité. Après avoir bu ces Eaux environ un mois, il en a fini l'usage par 12 grains de rhubarbe, dose suffisante pour le purger 4 ou 5 fois. Excepté les 3 ou 4 prémiers jours qu'il a bu les Eaux, il ne s'est point ressenti de palpitations, de douleurs; il a recouvré un assez bon appetit & une meilleure couleur. J'ai appris cette année qu'il continue à jouïr d'une meilleure santé.

La Geronster auroit été nuisible, à cause de la trop grande sensibilité du malade, qui entroit dans de grandes ardeurs par tout ce qui étoit un peu échauffant.

Ob-

OBSERVATION X.

Vomiſſement. PRESSEUX.

M^R. DE PRESSEUX dit avoir vu plus de cent perſonnes guéries du vomiſſement par les Eaux de la Geronſter, & que tous ceux à qui il les a vu prendre pour ce mal, en ont été guéris, excepté un Anglois. Enſuite il donne l'Obſervation ſuivante.

UNE Demoiſelle Angloiſe, agée de 29. ans, étoit fatiguée d'un vomiſſement journalier & fréquent depuis deux ans. Elle vomiſſoit & crachoit du ſang tous les jours. Elle étoit d'une grande maigreur; elle avoit une toux ſèche & fréquente, la reſpiration fort embarraſſée; il lui étoit impoſſible de marcher que quelques pas ſoutenuë par ſes domeſtiques. Elle avoit une fièvre lente. Mr. DE PRESSEUX, qui deſeſperoit de ſa guériſon, la fit repoſer le lendemain de ſon arrivée à Spa; & le jour ſuivant il lui fit prendre au lit 4 ou 5 petits verres d'eau de la Geronſter,

N   qu'elqu'elle retint, & infensiblement il lui en fit augmenter la dofe. Pendant le prémier mois qu'elle la but, elle ne vomit plus que deux ou trois fois la femaine & rarement du fang. Elle reprit un peu de forces, qui lui permirent de faire quelques petits tours dans fa chambre. Tout ce qu'elle gagna le deuxième & le troifième mois, fut à-peu-près comme le prémier, excepté que le vomiffement & le crachement de fang ceffèrent, qu'elle fe fentit plus forte, & que la fièvre lente diminua. Pendant ces deux mois Mr. DE PRESSEUX lui fit boire ces Eaux avec un tiers de lait, lui fit faire deux petites faignées, & lui donna de tems en tems de la rhubarbe, & le foir 20. gouttes de la Liqueur Minérale anodine de HOFFMAN, dans un verre d'eau froide. Il l'envoya le quatrième mois à la Source. Ce dernier mois la guérit parfaitement & lui rendit de l'embonpoint confidérable. Elle fe promenoit avant fon départ à pié parmi Spa & les environs. Elle y eft revenuë deux ans après en parfaite fanté, n'aïant pas été indispofée depuis fon départ.

C H A-

CHAPITRE III.

Observations des effets des Eaux de Spa dans les maladies qui proviennent d'obstructions.

§. 354. Tout étant égal, le Pouhon est la source qui convient le mieux dans les maladies provenant d'obstructions. Cependant toûtes les sources sont desobstruantes; mais la Geronster échauffe & dessèche trop pour être convenable dans les obstructions, excepté celles qui dependent de l'inaction des fibres, ou d'humeurs froides aqueuses. La Sauveniére n'est pas si efficace que le Pouhon, mais on doit y avoir recours lorsque l'Eau de cette source pèse ou ne passe pas, ou que quelque acrété des humeurs doit y faire recourir.

OB-

OBSERVATION XI.

Obstruction & tumeur à la rate. HEERS.

Un Gentilhomme agé de 16 ans, fils d'un Père incommode de la rate, affligé lui-même de ce mal, aïant le visage hypochondriaque, une tumeur & une tension à la rate très considerable; après s'être très bien purgé, but pendant longtems l'Eau de Geronster, qui lui rendit d'abord une couleur très vive, & diminua la tumeur. HEERS choisissoit la Geronster, parce qu'il avoit la pensée qu'elle étoit la plus ferrugineuse des fontaines de Spa. il étoit dans l'erreur, & il n'y a pas d'apparence qu'une mauvaise théorie lui ait rendu la pratique préjudiciable dans ce cas. Peutêtre aussi que le malade étoit d'un temperament phlegmatique, qu'il avoit les fibres relâchées, que la matière de la tumeur n'étoit pas fort dure; & il se peut d'ailleurs que les purgatifs qu'il lui a fait prendre tout le tems qu'il a

fait

fait usage des Eaux, ont affoibli autant que le souffre volatil de l'Eau Minérale échauffoit.   HEERS lui fit aussi appliquer un emplâtre à la region de la rate. Ce malade est retourné à demi guéri en Zélande sa patrie.

OBSERVATION XII.

Sur la même maladie.   HEERS.

UN enfant de six ans, qui avoit des obstructions à la rate & qui avoit bu assidument de la Geronster pendant presque deux mois, fut entièrement guéri, quoiqu'il mangeât continuellement des fruits, nuisibles, selon HEERS, à sa guérison. Cependant les fruits sont rafraîchissans, savonneux, résolutifs, & loin de lui avoir été nuisibles, ils ont peut-être concouru à sa guérison, qui a été si parfaite, qu'il n'a pas resté la moindre dureté à la rate.

Observation XIII.

Sur diverses obstructions.

Je viens de citer deux exemples de guérison d'obstructions par les Eaux de Geronster, qui pouvoient n'être pas fort préjudiciables dans ces cas, à cause des purgatifs, des fruits, joints à leur usage; ou parce que les matières n'étoient pas fort sèches & échauffées, & que les fibres étoient assez molles pour ne pas craindre de tumulte & d'échauffement de la part de cette source. J'ai sujet de soupçonner ces conditions dans ces deux malades, parce qu'ils étoient d'un âge à avoir les fibres délicates & à tenir du phlegme de la jeunesse.

On a quelquefois remarqué à Spa que l'Eau de Geronster a occasionné des transports, des manies, à des hypochondriaques; ce qui a fait naître abusivement le préjugé que la Geronster est contraire à tous les hypochondriaques: elle est contraire à ceux qui ont

les

les fibres sèches, le pouls fort, les humeurs épaisses, les obstructions opiniatres, ce qui est commun à toutes les obstructions qui se rencontrent avec ces conditions.

OBSERVATION XIV.

Jaunisse.

UN jeune homme de 25 ans, aïant passé quelques années dans toute sorte de debauches, tomba tout-à-coup dans une melancolie surprénante; il perdit l'appetit; il se plaignit de douleur à l'estomac & à la region du foie; enfin il eut tous les symptomes avant-coureurs de la jaunisse, nausées, inquiétudes, insomnies, &c; & peu après la jaunisse se declara. Cet homme étoit d'un tempérament sanguin colérique: il fut saigné, purgé, il prit des rafraîchissans, des amers, enfin tous les remedes, qu'on prend ordinairement avec succés dans cette maladie, les martiaux même. Aïant tenté tous ces remedes en

vain

vain pendant huit mois, il vint à Spa l'an 1749. Après l'avoir fait purger, je lui fis prendre le Pouhon avec des remedes favonneux & aperitifs, qu'il continua trois femaines fans voir le moindre changement : je le fis alors purger une feconde fois ; & je lui fis recommencer l'ufage des Eaux Minérales : au bout de deux jours on remarqua que la couleur jaune diminuoit un peu, & elle difparut entièrement en une quinzaine de jours.

Tout étoit bien alors, excepté que le malade fe plaignoit de foibleffe, & que l'appetit n'étoit pas tout-à-fait retabli ; je le fis purger une troifième fois pour évacuer le refte de la bile qui étoit dans le fang, & les autres matières qui pouvoient avoir caufé l'obftruction. Enfuite je l'envoyai à la Geronfter, où il prit les Eaux une quinzaine de jours, qui lui rendirent des forces & une couleur vive, & retablirent fon eftomac, que la maladie, les rafraîchiffans, les purgatifs, & peut-être les excés, avoient affoibli.

CHA-

CHAPITRE IV.

Observations des effets des Eaux Minéra-
les de Spa dans les maladies prove-
nant d'obftruction, ou au moins
d'une lenteur des humeurs
& de relâchement des
fibres.

§. 355. CETTE claffe comprend les maladies qui dependent de deux caufes, d'obftruction & de relâchement, dans quel cas il faut desobftruer & fortifier en même tems. On doit régler le choix de la fontaine convenable fuivant les indications les plus preffantes. Lorsque le relâchement des fibres eft fort confiderable & qu'il n'y a qu'une lenteur des humeurs, ou qu'une legère obftruction, les Eaux de Geronfter font très fouveraines ; dans les cas contraires, le Pouhon doit ordinairement l'emporter.

§. 356. LES exemples, qui tombent fous cette claffe, font presque

N 5

tous

tous ceux qui peuvent se rapporter aux Chap. II. & III. parce qu'il arrive rarement que dans un corps, ou une partie foible, les humeurs ne contractent pas une lenteur, une viscosité, qu'elles ne croupissent, qu'elles ne fassent des obstructions : les obstructions, outre les raisons particulières, pour lesquelles elles occasionnent des foiblesses, &c. supposent un empêchement au cours des liquides ; ceux-ci font violence aux fibres, elle s'étendent ; la tension relâche & affoiblit, comme on l'a vu au Chap. *du Méchanisme*, &c. La différence des exemples, que je rapporterai ici, d'avec ceux que j'ai donnés aux deux précedens Chapitres, consiste en ce que dans ceux-là le vice particulier marqué au texte, domine considerablement ; & que dans ceux-ci la foiblesse & l'obstruction, ou la lenteur, semblent aller à-peu-près de paire.

Ob-

OBSERVATION XV.

Passion hystérique.

LA passion hystérique, qu'on nomme aussi vapeurs, est une maladie très fréquente. Quoique j'aie traité plusieurs Dames, qui en étoient atteintes, il ne m'est pas pas encore arrivé l'occasion de conseiller une autre source pour cette maladie, que la Geronster, sinon dans le cas suivant.

UNE Dame agée d'environ 35 ans, fut sujette ensuite de ses quatrièmes couches, à des convulsions de l'estomac & de la gorge, en guise d'étranglemens, à des palpitations, à des vomissemens de biles vertes; elle devint d'une couleur pâle livide. Elle fit quantité de remedes en vain. La déclaration de son Médecin, qui l'envoyoit à Spa, pour y prendre les Eaux de Geronster, portoit que les remedes hystériques, le castor, l'asa-fœtida, &c. l'échauffoient & causoient toujours quel-

que

que éruption ou aux gencives, ou dans quelque autre partie du corps; que la saignée étoit le seul remede qui la soulageoit. Cette Dame étant arrivée à Spa prit, sans consulter aucun Médecin de l'endroit, les Eaux de Geronster, qui lui causèrent des maux de tête, & au bout de 8 ou 10 jours une rougeur & une inflammation du bord des paupières. Alors elle me consulta; la saignée & quelques remedes topiques ôtèrent cette inflammation. Outre les informations que j'eus de la declaration de son Médecin & des receptes dont elle s'étoit le mieux trouvée & qu'elle avoit gardées, je sçus encore qu'elle étoit fille d'un Père scorbutique; qu'avant le tems de ses règles elle saignoit souvent par les gencives; enfin je soupçonnai que l'acrété du sang étoit aussi essentiellement de la partie que les vapeurs: je lui conseillai l'usage de la Sauvenière, qu'elle ne put prendre que sans lait, parce que les deux prémiers jours qu'elle en prit avec l'Eau Minérale, elle en eut une grande pésanteur à l'estomac. Cette Dame aïant pris les Eaux de la Sauvenière

pen-

pendant 26 jours, s'en trouva extrêmement foulagée, & depuis l'an 1750,
tems auquel elle a pris ces Eaux, elle
n'a pas eu un vingtième des accés
qu'elle avoit auparavant, & ils n'ont
pas été à beaucoup près fi violens.

Observation XVI.

Paffion hypochondriaque.

Il n'y a pas de maladie plus fréquente à Spa que celle-ci. Rarement
nos Eaux Minérales manquent d'y ap-
porter du foulagement. Mais elle eft
quelquefois fi opiniâtre qu'il faut réi-
térer la boiffon de ces Eaux quelques
années confecutives. Mr. de Presseux cite un cas d'un Gentilhomme
hypochondriaque, qui les a buës pendant cinq années, quatre mois chaque
année, dont une parfaite guérifon a
été le prix de fa conftance.

On doute fi peu de la vertu des
Eaux Minérales dans cette maladie que
je ne crois pas qu'il foit neceffaire de

m'ém'étendre davantage sur les exemples. Je m'en refère aux principes généraux touchant le choix de la source convenable, dans lequel il faut être très exact.

CHAPITRE V.

Observations des vertus des Eaux de Spa dans les maladies qui dependent d'humeurs aqueuses, &c.

§. 357. CES maladies supposent un tempérament froid, ou une semblable cause; l'inaction des solides ensuite de leur foiblesse; & pour cause matérielle une quantité d'Eau excessive, que les fibres n'ont pas la force de pousser & d'évacuer. La Geronster est la source qui convient presque toujours dans ces maladies, par exemple, l'œdème, l'hydropisie, la leucophlegmatie, les catarrhes, &c.

OB-

OBSERVATION XVII.

Hydropisie. PRESSEUX.

„ Un Capitaine agé d'environ 36.
„ ans, aïant été atteint d'une
„ fièvre chaude, fut tellement ſaigné
„ qu'il en deyint hydropique. Sa
„ couleur étoit pâle, melée de jau-
„ ne. Il vint à Spa pour ſe guérir de
„ cette dernière maladie. D'abord je
„ le fis purger. Il prit enſuite le Pou-
„ hon avec 20. gouttes de ſon extrait.
„ Il but onze verres chaque fois, pen-
„ dant ſept jours; il n'en rendit que
„ ſept par les urines, mais les ſueurs
„ y ſuppléèrent. Malgré ces conſi-
„ derations il s'imagina que les Eaux
„ augmentoient ſon enflure jusques-là
„ qu'il voulut les abandonner. je le
„ déterminai pourtant à les prendre
„ au lit, ſur les aſſurances que je lui
„ donnai qu'il urineroit davantage: ce
„ qui arriva; car il urina dix verres
„ après en avoir bu quatorze, il con-

„ ti-

„ tinua à-peu-près de la forte pen-
„ dant fix femaines. il retourna enfui-
„ te à fa garnifon parfaitement guéri,
„ après avoir été obligé de faire re-
„ trecir confiderablement fes habits.”

IL fe peut que ce malade étoit d'un tempérament chaud, qu'il avoit quelque acrété du fang, ou le fang inflammatoire, fans quoi la Geronfter eut été plus efficace; mais dans cette fuppofition elle eut été pernicieufe. il n'y a pas de maladie, dans laquelle on ne remarque des exceptions de la règle générale.

OBSERVATION XVIII.

Leucophlegmatie, Oedème.
Obfervation de feu mon Père.

UNE Demoifelle agée de 22. ans, d'un tempérament delicat, élevée dans un païs (*a*), dont l'air eft fort humide, accoutumée à des boiffons a-
queu-

(*a*) En Hollande.

queufes & à une vie fedentaire, qui en relâchant les fibres ont farci les vaif-feaux d'humeurs aqueufes croupiffan-tes, deforte qu'elle avoit une couleur pâle, une tumeur fous les yeux & dans plufieurs parties du corps, les piés œdémateux ; des palpitations au moindre mouvement, fur- tout quelque tems avant le terme periodique : cette Demoifelle eft venue à Spa l'an 1740. ou aïant pris les Eaux de Geronfter pendant quatre femaines, elle eft devenue d'une belle couleur vermeille, l'enflure des piés & des autres parties a disparu, & elle s'eft trouvée très bien retablie.

CHAPITRE VI.

Obfervations des effets des Eaux de Spa, dans les maladies du Sexe.

§. 358 CES maladies dependent presque toujours d'une, ou de plufieurs des caufes rapportées aux Chapitres précedens ; mais fur-tout

tout du relâchement des fibres. Ainsi la Geronster est presque toujours la fontaine convenable dans ces maladies.

OBSERVATION XIX.

Fleurs blanches.

Une Dame d'un bon tempérament, agée de 28. ans, Mère de trois enfans, tomba trois ans après ses dernières couches dans une langueur causée par des fleurs blanches, qui causèrent une telle depravation des humeurs, que le visage en devint d'une couleur pâle & tiré, l'haleine fort desagréable, les piés œdémateux, l'appetit depravé, &c. je lui fis prendre au Printems de l'an 1750. les remedes que je crus convenir, mais qui ne firent que fort peu d'effets : étant arrivés à la belle saison, je lui fis prendre pendant environ trois semaines, l'Eau du Pouhon transportée, dont elle se trouva assez bien, la couleur changeant

geant un peu, l'appetit & les forces
augmentant de jour en jour.	Alors je
l'engageai à aller prendre la Geronster
à la source, sur l'esperance que je lui
donnai que cette source feroit des effets beaucoup plus prompts, & que le
plus d'agitation qu'elle auroit à Spa,
& le detachement des affaires domestiques, contribueroient à une guérison
plus prompte & plus parfaite.	Elle y
fut & y prit les Eaux de Geronster
pendant trois semaines, qui la retablirent entièrement.

OBSERVATION XX.

*Boutons au visage occasionnés par une di-
minution des règles.* PRESSEUX.

„ UNE Demoiselle agée de 26. ans,
„	d'une assez bonne santé, aïant
„ beaucoup de boutons au visage, oc-
„ casionnés par une diminution con-
„ siderable de ses règles, me consul-
„ ta pour le choix de la fontaine: je
„ lui

,, lui conseillai la Geronster; elle sui-
,, vit mes avis.

,, Etant à la fontaine, plusieurs
,, personnes furent étonnées que je lui
,, eusse ordonné ces Eaux pour les rou-
,, geurs de son visage; & elles me re-
,, prochèrent que ces Eaux échauffe-
,, roient encore davantage son sang;
,, mais je les suppliai de suspendre leur
,, jugement pendant quelque tems.
,, Pendant son séjour à Spa, qui fut
,, de deux mois & demi, les règles
,, revinrent abondamment, & les bou-
,, tons au visage se dissipèrent; ce qui
,, surprit tous ceux qui s'étoient vou-
,, lu ériger en Médecins à son égard.

OBSERVATION XXI.

Erésippelle periodique, provenant
de même cause.
Observation de Mr. GODART, Médecin très expert.

,, UNE Demoiselle de bonne com-
,, plexion en apparence, eut dès
,, la prémière fois qu'elle fut réglée,
,, &

„ & enfuite à chaque évacuation lu-
„ naire, un éréfipelle fereufe, qui
„ occupoit les piés, les mains, ou
„ toute autre partie qu'on auroit tant
„ foit peu irritée pendant ce tems,
„ mais fur-tout le vifage & les parties
„ les plus tendres. Cette éruption
„ s'annonçoit 3. ou 4. jours avant fes
„ règles par un mal de tete & des las-
„ fitudes univerfelles, qui étoient bien-
„ tôt fuivies de rougeur à la partie
„ qui devoit être affectée. Enfuite
„ paroiffoient des petits boutons affez
„ ferrés, qui de rouges qu'ils étoient
„ dans leur naiffance, devenoient
„ d'un blanc jaunâtre, puis fe crevas-
„ foient & donnoient au bout de 3. ou
„ 4. jours du pus, ou des ferofités,
„ dont le defféchement terminoit l'ac-
„ cident, en laiffant des croutes, qui
„ fubfiftoient encore quelque tems.

„ LA circonftance du tems, au-
„ quel cette éruption arrivoit, don-
„ noit affez à connoitre quelle en étoit
„ la caufe excitante. Il y avoit bien
„ de l'apparence que les règles ne ve-
„ noient pas en affez grande quantité;
„ mais quoiqu'on tachât à fatisfaire à
„ cet-

„ cette indication par différens reme-
„ des, & que l'on ne perdît pas de vuë
„ l'autre indication tirée de l'acrimonie
„ des humeurs, on ne put empêcher
„ que l'accident ne se reproduisît pe-
„ riodiquement; & ce ne fut qu'après
„ bien des tentatives inutiles qu'aïant
„ reconnu l'insuffisance des remedes
„ pharmaceutiques, on se resolut à
„ éprouver les vertus des Eaux du
„ Pouhon. Ce genre de remede, la
„ dernière ressource en tant d'occa-
„ sions, ne se dementit pas dans cel-
„ le-ci Cette Demoiselle en aïant bu
„ seulement 9. ou 10. jours, fut ex-
„ empte l'espace de 3. mois de son é-
„ ruption; & il n'y a pas de doute
„ que si un rhume occasionné par le
„ mauvais tems de l'arrière saison, n'en
„ eut interrompu l'usage, elle auroit
„ été garantie de la recidive, qu'on
„ ne put empêcher par les remedes
„ ordinaires. Enfin étant revenus à
„ une saison propre à faire usage des
„ Eaux Minérales, qui paroissoient
„ seules capables de detruire le germe
„ d'une incommodité si rebelle, elle
„ les reprit, & elles firent si bien que
„ les

,, les aïant prifes 15. jours transpor-
,, tées & puis 8. jours à la fource, el-
,, le fut réglée plus abondamment, &
,, elle a continué à l'être fans reffen-
,, tir ni les mauvais fymptomes, ni
,, l'éruption, qui avoient coutume de
,, préceder cette évacuation. "

OBSERVATION XXII.

Vomiffement, &c. provenant d'une fuppreffion des règles.

UNE Demoifelle de 22. ans aïant été
faifie d'un froid au tems de fes règles, elles s'arretèrent tout-à-coup,
& il lui furvint une toux violente,
qui fe termina par un crachement de
fang. Le tems, auquel les règles devoient reparoitre, étant arrivé, elle
eut l'eftomac fort embarraffé ; il furvint des naufées, enfuite un leger vomiffement, qui l'a foulagea. Ces fymptomes arrivèrent enfuite tous les
mois & devinrent toujours plus violens ; elle vomit même quelquefois du
fang ;

fang ; l'appetit fe perdit, elle devint d'une couleur pâle. Aïant tenté inutilement divers remedes, on lui confeilla de boire les Eaux de Spa. Elle commença par l'Eau du Pouhon transportée ; mais elle lui caufa une telle péfanteur à l'eftomac qu'elle dut l'abandonner. Enfuite on l'engagea à venir à Spa prendre les Eaux à la fource. Je lui confeillai l'ufage de la Geronfter. Elle la prit fans en être incommodée pendant 15. jours ; alors le terme de fes incommodités periodiques étant arrivé, elle eut des naufées, enfuite des vomiffemens, mais moindres qu'auparavant, lesquels étant calmés je lui fis recommencer l'ufage des Eaux, qu'elle avoit laiffé ; les aïant encore prifes 22. jours elle fut mediocrement réglée, & n'eut que quelques naufées, qui ne l'empêchèrent pas de continuer à boire les Eaux Minérales, qu'elle but encore pendant 7. ou 8. jours. Elle eft partie fort fatisfaite, & depuis lors je n'en ai pas eu des nouvelles.

O b-

OBSERVATION XXIII.

Epilepſie provenant du defaut
des règles.
Obſervation de mon Père.

„ UNE Demoiſelle aïant eu de tems
„ en tems dès l'age de dix ans,
„ des attaques d'épilepſie, qu'il n'a
„ pas été poſſible d'empêcher par les
„ remedes ordinaires, & dont on ſe
„ flattoit que la nature la garantiroit,
„ lorsqu'elle ſeroit en âge d'être ré-
„ glée, eut au contraire, dès qu'elle
„ parvint à l'age de 15. ans, ſes ac-
„ cés plus violens & plus fréquens:
„ on la traita pendant une année par
„ la ſaignée & les remedes, qui ne
„ provoquèrent pas les règles & ne la
„ garantirent pas de la fréquence des
„ accés épileptiques. Elle fut envoyée
„ à Spa: après l'avoir fait ſaigner &
„ purger, je l'envoyai à la Geronſter,
„ dont elle ſe trouva ſi bien qu'au
„ bout de quatre ſemaines elle n'a

O

„ plus

„ plus eu aucun accés, aïant été par-
„ faitement réglée. Elle n'a pas laiſſé
„ malgré cela de continuër à boire ces
„ Eaux pendant trois ſemaines. Deux
„ ans après ſon voyage de Spa j'ai
„ appris qu'elle **a** continué à ſe bien
„ porter ".

CHAPITRE VII.

Sterilité, impuiſſance, fauſſes couches, &c.

§. 359. CETTE matière eſt presque entièrement une ſui-
te du Chapitre précedent. Cependant
elle merite une attention particulière.

L'IDE'E, qu'on a communement de
la vertu prolifique des Eaux Minérales, n'eſt pas mal marquée dans la
précaution qu'on impute ironiquement
aux bourgeois de Francfort, de ſtipu-
ler dans leurs Contrats de mariage que
leurs femmes n'iront que deux fois en
leur vie aux Eaux Minérales de Schwalbach, de crainte d'être trop fecondes.

§. 360. LES Eaux de Spa opèrent
le

le miracle plus myſtériéuſement; c'eſt
la Sauvenière qui a ſeule toutes les
prérogatives de la fecondation. Une
femme ſterile n'a qu'à tenir le pié dans
une foſſe, qui a à-peu-près la forme
d'un pié, ou d'un ſoulier, qui porte le
nom de *pié de St. Remacle*; & dans ce
ceremoniel elle doit boire un verre
d'Eau de la Sauvenière avec une ferme confiance de concevoir, & elle
n'y manquera pas. Les uns diſent
qu'il ſuffit de faire une ſeule fois ce
manége, & d'autres veulent qu'on le
repète neuf jours conſecutifs. Dans le
fonds je crois qu'une fois ſuffit; mais
je ne condamne pas un plus grand as-
ſaiſonnement pour des ſuites ſi impor-
tantes. Je ne ſai ſi les diverſes promenades, dont on a enrichi les environs
de la Sauvenière, ne contribueront pas
à faciliter l'operation du myſtère. Je
connois pluſieurs perſonnes qui ont
tenu confidemment le pié dans celui
de St. *Remacle*. Il ſe peut que les effets en euſſent été plus ſatisfaiſans, ſi
on eut fait un tour dans le Bois, & ſi
le tout ſe fut pratiqué conformement
au ſens des vers ſuivans

O 2

Non,

Non, Monsieur Oliva ; non je n'en boirai plus ;
Vos Eaux d'Aix font ma foi trop fades ;
Quoi que vous me difiez pour vanter leurs vertus,
Elles ont fait plus de cocus
Qu'elles n'ont guéri de malades.

§. 361. MAIS trèves de badinage : on doit convenir qu'il y auroit de la malignité à faire entrer la galanterie trop généralement dans cet effet des Eaux Minérales : car si elles peuvent guérir diverses incommodités, qui empêchent la génération, il n'y a pas de doute qu'elles ne puissent guérir l'impuissance, ou la sterilité, qui en sont les suites. Or il y a certaines incommodités, dont elles dependent, qui peuvent être guéries par l'usage des Eaux Minérales ; telles font l'épuisement, le defaut de ressort, la gonorrhée, &c. qui peuvent causer l'impuissance dans l'homme ; le defaut, ou l'excés du tribut periodique, les fleurs blanches, l'hydropisie des ovaires, &c. des viscosités de la matrice, le trop d'embonpoint, une langueur, & diverses autres incommodités, qui causent souvent la sterilité du côté du beau sexe. La conception suivie de fausse couche n'est pas plus agréable,

ni

ni plus avantageuſe que la ſterilité; or il y a des dispoſitions à avorter, telles que le relâchement des fibres de diverſes parties, du bas-ventre, &c. qui peuvent être corrigées par nos Eaux Minérales. Je crois que ces remarques ſerviront à confirmer quelques obſervations, qu'on a faites de la qualité prolifique de ces Eaux dans certains cas.

OBSERVATION XXIV.

Sterilité. HEERS.

CET Auteur cite deux femmes ſteriles par un amas de pituite dans la matrice, & dont la trop grande humidité empêchoit la conception, qui prirent les Eaux de Spa, avec quelques remedes qu'il leur preſcrivit, & qui au bout de deux mois devinrent propres à la génération & conçurent effectivement peu après.

OBSERVATION XXV.

Sur le même sujet. PRESSEUX.

„ UNE Dame de 25. ans, fort cor-
„ pulente, mariée depuis plu-
„ sieurs années, d'une santé parfaite,
„ mais sterile, vint ici dans l'esperan-
„ ce d'avoir des heritiers. Elle y but
„ les Eaux de Geronster pendant six
„ semaines, & l'année suivante elle
„ accoucha d'un garçon, qui vécut
„ un an. Pendant trois ans elle n'eut
„ plus d'enfant, ce qui la détermina à
„ retourner à Spa, où elle fit le mê-
„ me usage des Eaux qu'auparavant.
„ L'année d'après elle mit au monde
„ une fille, qui est encore en vie.
„ quatre ans se passèrent sans conce-
„ voir ; elle revint ensuite ici, & y
„ but les Eaux de nouveau ; elle en
„ devint enceinte pour la troisiè-
„ me & dernière fois, & le garçon,
„ dont elle accoucha, mourut quel-
„ ques mois après sa naissance.

OB-

OBSERVATION XXVI.

Fauſſes couches. PRESSEUX.

LA ſeule fontaine du Pouhon convient aux femmes qui doivent prendre les Eaux pendant leur groſſeſſe pour ſe préſerver de fauſſes couches. Mais la Geronſter convient ordinairement dans un autre tems ; ce que MR. DE PRESSEUX a remarqué. Cependant ſi le Pouhon occaſionnoit une péſanteur à l'eſtomac, on pourroit alors recourir à la Sauvenière.

„ UNE Dame de grande diſtinction,
„ agée de 36 ans, me fut recomman-
„ dée par M. BOERHAAVE notre
„ célèbre Profeſſeur : elle s'étoit mariée
„ fort jeune & avoit mis au monde
„ pluſieurs enfans fort vigoureux, dont
„ trois étoient en vie, & jouïſſoient
„ encore d'une ſanté parfaite. Depuis
„ pluſieurs années, elle faiſoit ſouvent
„ de fauſſes couches vers le cinquiè-

O 4   „ me

,, me & septième mois de sa grosse-
,, se, & les enfans étoient toujours
,, morts. Elle arriva ici enceinte d'en-
,, viron deux mois.

,, JE lui fis boire le matin pendant
,, sept semaines, environs 60 onces
,, d'Eau du Pouhon, à petits verres, je la
,, fis saigner deux fois, je la nourris de
,, viandes blanches, & de gibier rôti;
,, je lui conseillai le vin de l'Hermitage
,, & de Pontac, délayé avec de l'Eau
,, du Pouhon. Elle partit extrêmement
,, satisfaite de nos Eaux, & accoucha
,, heureusement dans le tems ordinaire;
,, l'enfant mourut quelques heures a-
,, près sa naissance.

OBSERVATION XXVII.

Sur le même sujet. PRESSEUX.

,, Une Dame agée de 25 ans, mariée
,, depuis trois, pendant lesquels
,, elle avoit fait vingt & une fausses
,, couches, toujours accompagnées de
,, grandes pertes de sang, arriva ici
,, au

„ au Mois de Mai extrêmement pâle,
„ oppreſſée de la poitrine, ſans appe-
„ tit, & d'une telle foibleſſe qu'à peine
„ pouvoit-elle marcher. Je la pur-
„ geai avec de la rhubarbe en poudre,
„ qu'elle réitera pendant ſon ſejour à
„ Spa, qui ſe borna à 30 jours. Elle
„ but par mon avis les Eaux de la Ge-
„ ronſter avec tant de ſuccés, qu'au
„ cinquième jour ſon appetit com-
„ mença à s'éguiſer, & ſon viſage rou-
„ git un peu ; elle ſe fortifia tellement
„ qu'elle pouvoit ſans beaucoup de pei-
„ ne ſe promener à pié ſur nos mon-
„ tagnes. Elle partit d'ici plus graſſe,
„ ſans oppreſſion, avec une couleur de
„ ſanté & grand appetit. Dix mois
„ après ſon retour, elle mit au monde
„ un petit garçon, qui de même que
„ la Mère ſe porte à préſent très-
„ bien. Depuis huit ans cette Dame
„ me donne presque tous les ans de ſes
„ nouvelles, par des perſonnes de ſa
„ connoiſſance qui viennent boire les
„ Eaux. Elle a accouché depuis ce tems-
„ là plus d'une fois heureuſement.

O 5   CHA-

CHAPITRE VIII.

Observations des effets des Eaux de Spa, dans les maladies qui dependent de l'acrété des humeurs.

§. 364. J'AI remarqué ailleurs que les fontaines, qui conviennent pour guérir ces maladies, sont principalement la Sauvenière & la Groisbeeck. Le Pouhon est aussi souvent fort recommandable. MR. DE PRESSEUX a recommandé d'ajouter à l'Eau Minérale un tiers de lait pour le scorbut. Je suis d'avis qu'il conviendroit de le faire dans d'autres maladies, qui dependent d'acrétés, comme la démangeaison, les dartres, &c.

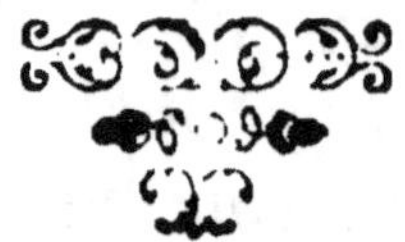

OBSERVATION XXVIII.

Scorbut. PRESSEUX.

„ UN Gentilhomme Anglois d'en-
„ viron 30 ans étoit tellement
„ fcorbutique, qu'il avoit des ulcères
„ confiderables dans différens endroits
„ du corps; il étoit tombé dans une
„ espèce de marasme fi remarquable
„ qu'il n'avoit pour ainfi dire que la
„ peau collée aux os. Tout le mon-
„ de le croyoit dans une confomption
„ formelle. . . . .
„ IL fit ufage par mon confeil de
„ la Sauvenière avec un tiers de lait;
„ & en aïant bu de la forte pendant
„ trois femaines, je lui fis baigner les
„ ulcères foir & matin avec l'Eau du
„ Pouhon, qu'il prit auffi avec du
„ lait. Les ulcères fe guérirent infen-
„ fiblement, & l'embonpoint lui revint
„ peu-à peu. Il partit après avoir bu
„ ces Eaux de la forte pendant la fai-
„ fon entière. ”

O 6   Ob-

Observation XXIX.

Dartres au visage.

Un Bourgeois de Spa fut attaqué de dartres aux sourcils & au menton, qui lui causoient une grande démangeaison. Aïant fait en vain pendant un an quantité de remedes pour s'en guérir, feu Mr. de Presseux lui conseilla de prendre les Eaux du Pouhon, & ne pouvant en supporter la pésanteur, il fut obligé de les abandonner. Alors il lui conseilla de prendre la Sauvenière, qu'il prit pendant 15 jours sans s'appercevoir d'aucun changement. Un Particulier, qui savoit qu'une personne de Vervier, qui, aïant pris pour le même mal les Eaux de la Sauvenière sans effet, avoit ensuite été guerie par celles de Groisbeeck en 21 jours de tems, lui conseilla de recourir aussi à cette fontaine : il le fit & dans la troisième semaine de leur usage, les dartres changèrent de place :

il

il lui en vint derrière les oreilles & au
sommet de la tête. Mais elles dispa-
rurent toutes peu de jours après. Depuis environ 12 ans qu'il en est guéri, il n'en a plus eu la moindre atteinte.

CHAPITRE IX.

*Observations des effets des Eaux de Spa
dans les maladies de poitrine.*

§. 362. IL faut avouër que beaucoup
de maladies de cette classe
font incurables, l'asthme invétéré, les
phtisies consommées, celles qui dependent d'abscés purulens & qui tendent fort à la putréfaction. En général
toutes les maladies de poitrine, qui
proviennent de phlegme, de viscosités,
de relâchement, comme quelques rhu-
mes, l'asthme, &c, peuvent être cal-
mées, ou guéries par les Eaux de Geronster. Mr. DE PRESSEUX assure
d'avoir guéri cinq phtisiques, & soulagé un sixième par les Eaux de Gerons-

ter coupées avec un tiers de lait, en leur faisant dans le même tems pratiquer les remedes qui font reconnus pour les plus fouverains dans cette maladie, qui confiftent à faire beaucoup d'exercice à cheval & à fe borner au regime de lait. Le célèbre Mr. SOHAN, avec qui Mr. DE PRESSEUX s'étoit entretenu fur l'effet des Eaux dans ces maladies, affuroit que fa pratique l'avoit convaincu qu'elles étoient fufpectes en ce cas. Le hazard, qui peut avoir procuré à Mr. SOHAN l'occafion de les éprouver dans des phtifiques confommés, dans des cas d'une grande corruption, peut en etre la caufe. Mr. DE PRESSEUX les a auffi vu prendre à trois perfonnes, auxquelles elles n'ont pas été utiles, & qui font mortes de cette maladie. Au refte ces maladies font presque incurables par les remedes ordinaires. Le mouvement, la diette de lait, un grand regime, font les moyens qu'on a jusqu'ici trouvés les plus efficaces. Il n'y a pas d'endroit où l'on s'engage plus gaiment au mouvement que Spa, puisqu'on doit faire tous les jours une

lieuë

lieuë & demi de chemin pour aller à la
Geronster & en revenir : de plus on
s'engage l'un l'autre à diverses promenades dans le tems qu'on boit les Eaux
& pendant le jour.   Cela feul fuffiroit
pour confeiller l'ufage des Eaux de
Geronster dans cette maladie.   Mais
ces Eaux font fortifiantes , pectorales ;
le lait les empêche de deffécher.   Et
par ces qualités il me femble que ces
Eaux peuvent fouvent être utiles dans
cette maladie, qui devra toujours être
regardée comme très dangereufe.

OBSERVATION XXX.

Phtifie pulmonique.

L'OBSERVATION que je donneraï
ici, paroitra à quelques-uns faire
plutôt contre que pour la vertu des
Eaux de Geronster dans la phtifie
pulmonique, puisque l'homme, qui
en fait le fujet, eft mort après avoir
fait ufage de ces Eaux.   Mais foit
que l'on doive attribuër fa mort au
mau-

mauvais regime , soit que sa maladie fût trop empirée , quand il a pris les Eaux de Spa , elles n'ont pas moins fait des effets très salutaires & capables de guérir la plupart des pulmoniques , pourvu que l'âge du malade , ses forces , le dégré de la maladie , le regime & d'autres conditions concourrent à une même fin.

UN jeune homme agé de 38 ans , d'un tempérament sanguin colérique , s'étant exposé une journée entière au mois de Mars 1751. à une vicissitude de froid & de chaleur , par le mouvement & un travail qui le mettoit en sueur , & par un refroidissement causé par le vent & la pluie , commença à frissonner , eut une astriction à la poitrine au bout de 3 ou 4 jours , & une toux , laquelle pour être regardée comme de nulle importance , fut negligée pendant quelques mois. Au mois de Juin un vomissement journalier se joignit à la toux. L'état de la maladie devenant serieux , il crut qu'il étoit convenable de recourir à la Médecine , & il me consulta. Le sujet plethorique , la cause du mal , la disposition hérédi-

taire à des maladies de poitrine (car
sa Mère, deux de ses Frères & un On-
cle sont morts de phtisie, & lui - même avoit encore eu 15 ans auparavant un commencement semblable à
celui-ci), toutes ces attentions me firent augurer un engorgement du sang à
la poitrine : il ne pouvoit se coucher
sur le côté droit ; lorsqu'il s'y cou-
choit, il y sentoit une astriction, une
pésanteur ; il toussoit continuellement ;
il s'éveilloit toutes les nuits en sueur ;
les cheveux commençoient à s'éclaircir ; le pouls étoit petit & fréquent :
cependant les crachats étoient naturels
& ne tomboient pas au fond de l'Eau :
il étoit d'une grande maigreur & d'u-
ne couleur pâle jaunâtre. Enfin je crus
l'abscés formé & une phtisie bien con-
statée. Je lui prescrivis l'usage du
miel, le lait, & le reste, dans les
vuës qu'on se propose en pareil cas,
des remedes pectoraux, une nourriture legère & eupeptique, le mouvement, & au commencement des doux
purgatifs. Le vomissement continuant,
il insista à vouloir prendre un vomitif,
qui lui avoit fait du bien dans un pareil

reil cas paſſé 15 ans. Enfin en partie parce que je ſavois qu'un vomitif ne le derangeroit pas davantage que les efforts qu'il faiſoit pour vomir, & en partie pour ſuivre une méthode qui avoit déjà réuſſi, je lui fis prendre l'hipecacuanha vers le milieu de Decembre, qui n'évacua pas beaucoup. Le ſoir je lui fis prendre un grain de *Laudanum*, qui le fit repoſer tranquillement, l'exempta du vomiſſement, & calma la toux & les ſueurs pour cette nuit. J'ai continué l'uſage du *Laudanum* presque tous les jours; & il a toujours fait les mémes effets. Mais il a continué à touſſer pendant le jour, à expectorer un peu, à ſentir la douleur du côté droit à l'ordinaire, &c. L'opiniatrété du mal m'obligea à recourir à d'autres remedes. Il me parut que les indications étoient de fortifier, d'adoucir, de nourrir, & de faciliter l'expectoration, & de continuer l'anodin pour prévenir le vomiſſement & le garantir de la toux pendant la nuit. Enfin je lui ordonnai le mouvement dans ſa chambre & l'uſage des Eaux de Geronſter avec un tiers de lait de Chè-

Chèvre, qu'il commença le 13. janvier 1752. à un bon feu & habillé chaudement : il a commencé par une demi bouteille. Apres cinq ou fix jours il a continué à les prendre, & en a augmenté la quantité jusqu'à une bouteille.

Le prémier jour il a remarqué le foir que fes piés étoient enflés, fymptôme affez ordinaire à la fin des confomptions. Je ne regardai pas cette enflure pour l'effet des Eaux Minérales, car elles avoient très - bien paffé fans péfer, ni incommoder l'eftomac. Le prémier effet fenfible de l'ufage des Eaux Minérales fut que tous les matins il ne touffa presque pas.

Le 15, troifième jour de leur ufage, il a craché environ une taffe d'une matière purulente filamenteufe, qui tomboit au fond de l'Eau. La nuit fuivante il a été fort accablé de la toux.

Le 22 la couleur étoit un peu changée, le pouls un peu plus fort; mais la toux continuoit également.

A' la fin de janvier la toux a diminué; mais il a continué à maigrir.

Depuis qu'il faifoit ufage du *Lauda-*

danum il n'avoit presque plus de sueur pendant la nuit, & point du tout depuis qu'il prenoit les Eaux de la Geronster.

Le 10 Fevrier l'enflure des piés n'a plus paru, & le reste à l'ordinaire, sinon que les sueurs ont recommencé.

Le 20 il s'est trouvé assez fort pour commettre l'imprudence d'aller manger chez un ami, d'où il est retourné le soir fort enrhumé. Cette toux a fait renaître le vomissement, mais seulement d'un peu de phlegme visqueux.

Il n'avoit pris que du bouillon & mangé un peu de veau rôti; & il n'avoit bu que du thé; desorte que c'est au mauvais tems qu'il faut attribuer la recidive. Il a continué 4 jours dans ce mauvais état.

La nuit du 21 au 22 ses urines ont été argilleuses & ont continué ainsi jusqu'au 29.

Le 22 il n'a pris que deux verres de Geronster, sa toux l'empêchant d'en boire davantage, & dès lors il n'a plus trouvé à propos d'en boire. Mais il a continué à prendre du lait de Chèvre, & l'aïant quelquefois rendu

cail-

caillé par le vomiffement, je lui ai fait prendre des abforbans & des laxatifs. Les fueurs aïant augmenté & fes forces diminuant, je lui ai fait prendre tous les jours un verre de vin de Malaga, dans lequel on avoit infufé de la fauge.

LE prémier jour de Mars, il s'eft trouvé un peu mieux, & il a commencé à reprendre quelques verres de Geronfter. Le 23. il a encore craché du pus bien louable, & il n'en a pas été plus mal: au contraire les forces font encore revenues, la couleur s'eft toujours corrigée & tous les fymptômes modérés. Aïant quelques jours de beau tems il s'eft donné du mouvement, à pié & à cheval; & dans le tems qu'il fembloit qu'on pouvoit tout esperer de la bonne faifon, il a enfin fuccombé à la fin d'Avril, & il eft mort le 4. de Mai. J'ai appris qu'un ami tel dont on en voit fouvent, qui rendent des foins aux malades, lui fourn-iffoit en cachette des pièces de four, & plufieurs chofes contraires, qui lui venoient en appetit.

LES bons effets qu'on a remar-
qués

qués pendant l'usage des Eaux de Geronster, & qui ne paroissent être dûs
à rien d'autre, font la meilleure couleur, l'augmentation de forces, l'é-
vacuation du pus, la diminution de la
toux, & la guérison de l'enflure des
piés. Les autres changemens, le calme de la toux pendant la nuit, la suppression des sueurs la plupart du tems;
la cohibition des naufées & du vomis-
fement font dûs en partie aux remedes
& en partie aux Eaux.

CHAPITRE X.

*Observations des effets des Eaux de Spa,
dans des abscés de diverses parties.*

§. 363. LES Eaux Minérales ne
peuvent être utiles que
dans les abscés proprement dits, dans
ceux qui contiennent un pus louable,
& point dans ceux dont la matière est
trop corrompue. Les Eaux de Geronster, qui conviennent dans les abscés de la poitrine, parce qu'elles y ex-
ci-

citent une petite chaleur, qui ouvre
les pores & qui facilite l'expectoration, ne conviennent pas dans les abscés des autres parties. Les Eaux du
Pouhon ont souvent été fort efficaces
dans ces cas.

Observation XXXI.

Douleur nephrétique & abscés du rein gauche, &c.

UN Seigneur aïant commencé dès
l'âge de 13. ans, ou environ, à
sentir au côté gauche sous les fausses
côtes, des douleurs vives, qui dans de
fortes attaques, se produisoient jusqu'aux lombes, aux aînes & à la cuis-
se du même côté avec engourdisse-
ment, avec des vomissemens dans les
accés, rendant quelquefois du sang
par les urines, qui se supprimoient
quelquefois & qui étoient ordinairement louches blanchâtres, épuisa presque tous les secours de la pharmacie,
& prit les Eaux Minérales d'Angleterre

re sans presque aucun succés. Il est venu à Spa à l'âge de 22. ou 23. ans tout courbé & dans un état qui ne lui promettoit plus guères de vie. Son mal étoit d'autant plus desespéré qu'il sembloit être héréditaire, puisque Madame sa Mère fut atteinte du même mal pendant sa grosseffe.

Dès qu'il eut commencé à prendre les Eaux du Pouhon, il sentit de tems en tems des douleurs aiguës à la région des reins; il rendit par les urines du pus, du sang vif, du sang caillé, des viscosités, des filamens, & faisoit souvent des urines fort blanches, qui deposoient un sediment muqueux. Il a continué très longtems à rendre de pareilles urines; & aïant continué à prendre les Eaux plusieurs années, il n'a plus rendu par les urines que du sable & des viscosités; elles se chargeoient d'une toile graisseuse à la surface.

Très peu de tems après avoir commencé à boire ces Eaux, il en a été fort soulagé, les accés sont devenus d'abord moins fréquens; les contractions, qui le tenoient courbé, ont ces-

ceſſé ; il a été en état de marcher, ce qui auparavant lui étoit impoſſible. Il jouït à préſent d'une guériſon presque parfaite, qui eſt le prix de ſa conſtance.

Il y a de l'apparence que l'Obſervation XIII. de Mr. de Presseux eſt du même malade ; mais elle n'eſt ni aſſez exacte, ni complette.

CHAPITRE XI.

Obſervations des effets des Eaux de Spa, ſur les pierres du foie, des reins, de la veſſie, &c.

§. 364. On a de tout tems attribué aux Eaux de Spa, & particulièrement à la Sauvenière, la vertu de diſſoudre les pierres. Mr. de Presseux a judicieuſement remarqué que ces Eaux en empêchent l'accroiſſement, en entraînant avec elles la matière qui les cimente. Cependant on doit convenir & ſur les expériences de cet Auteur & ſur celles de Mr. Chrouet, que le Pouhon & la Sauvenière ont la vertu de les diſſoudre : ce que j'attribue plus à l'Eau qu'à aucun des autres principes. Mais la diſſolution des pierres d'un gros volume eſt lente par ce doux diſſolvant, & on peut la conter pour peu de choſe. La vertu principale de ces deux ſources conſiſte à expulſer, à pouſſer par les urines, le ſable, les pierres, qui ſont dans tout leur trajet ; deſorte qu'on ne doit en conſeiller l'uſage que lorsqu'on a lieu de croire qu'il n'y a que du ſable, ou que les pierres ſont aſſez petites pour paſſer par les uretères, ſi elles ſont dans cette partie, ou dans les reins, & par l'urèthre : tout cela eſt conforme à la pratique du célèbre Sydenham.

Ces Eaux Minérales ont la même vertu à l'égard des pierres du foie.

Elles peuvent auſſi être utiles dans les groſſes pierres de la veſſie, ſoit en les diſſolvant en partie, ſoit en fortifiant les parties contre leur dureté.

OBSERVATION XXXII.

Dysurie calculeuse guérie par l'excrétion de plusieurs pierres.

J'AI traité plusieurs personnes, auxquelles les Eaux du Pouhon & celles de la Sauvenière ont fait rendre beaucoup de sable; & quelques-unes, qui ont été soulagées des douleurs & des rétentions d'urine, que leur causoient des pierres de la vessie. Plusieurs Auteurs en ont aussi des exemples. Voici sur le même sujet une belle Observation de Mʀ. GODART.

„ UNE Religieuse agée de 36 ans,
„ d'un tempérament sanguin, vexée
„ d'un crachement de sang, & sujette
„ aux vapeurs, fut attaquée d'une dy-
„ surie, dont les accés étoient quel-
„ quefois si violens qu'elle en perdoit
„ le sentiment, qui ne lui revenoit de
„ tems en tems que pour essuyer des
„ mouvemens convulsifs, pousser des
„ sanglots & faire des rots en quantité.

,, Les accés finis, les urines, qui
,, auparavant étoient claires, limpi-
,, des, devenoient troubles, depo-
,, foient un fédiment muqueux très a-
,, bondant; & outre un refte de dou-
,, leur au paffage; elle fe plaignoit
,, d'un engourdiffement du bras & de
,, la jambe gauche, & d'une douleur
,, aux reins qui changeoit de place &
,, ne l'accabloit pas continuellement.
,, Ces fymptômes me firent croire que
,, la maladie n'étoit pas une fimple
,, paffion hyftérique, comme on l'a-
,, voit cru, mais qu'il y avoit auffi un
,, calcul aux reins.

,, Il eft vrai qu'il n'y avoit pas de
,, vomiffement & que l'engourdiffe-
,, ment de la jambe étoit contre l'or-
,, dinaire de cette maladie accompag-
,, née du même accident au bras.
,, Mais la grande fenfibilité du fujet
,, favorifoit extrêmement l'étenduë des
,, affections fpasmodiques, & les rots
,, pouvoient tenir lieu du vomiffe-
,, ment, qui arrive ordinairement
,, dans la nephrétique; & fi les maux
,, de reins n'étoient ni fixes, ni con-
,, ftans, on pouvoit l'attribuer en

,, par-

„ partie aux vapeurs & en partie au
„ calme que la maladie laiſſoit de
„ tems en tems dans cette region. Au
„ reſte ſi la choſe n'étoit pas bien cer-
„ taine jusque là, elle le devint abſo-
„ lument par des douleurs bien mar-
„ quées devant & après avoir lâché
„ l'Eau, qui avoient été précedées
„ d'un vomiſſement de matières ver-
„ tes, d'un devoiement de pluſieurs
„ jours & de piſſement de ſang. Ces
„ ſymptômes me firent juger de la
„ préſence d'une pierre, & même
„ qu'elle étoit deplacée & tombée
„ dans la veſſie. Là-deſſus je me
„ déterminai à en tenter l'expulſion
„ par l'Eau de la Sauvenière.

„ JE commençai par lui en faire
„ prendre une demi bouteille par jour
„ & j'en augmentai la doſe jusqu'à u-
„ ne bouteille. Ces Eaux paſſèrent
„ certains jours ſans cauſer la moin-
„ dre incommodité ; mais d'autres
„ fois elles s'arretoient tout-à-fait &
„ occaſionnoient de ſi grands maux
„ que j'eus peine à gagner ſur la ma-
„ lade d'en continuer l'uſage.

„ POUR prévenir ce desordre, je
P 3 „ lui

,, lui fis prendre tous les foirs une
,, bonne dofe d'huile d'amandes dou-
,, ces, mais en vain. J'effayai d'en
,, mitiger l'activité en les mélangeant
,, avec un peu de lait : cette tentative
,, fut également inutile, & je ne
,, m'apperçus pas d'un grand foulage-
,, ment en les lui faifant prendre au
,, lit.

,, Cependant animée par les
,, promeffes, que je lui réiterois tous
,, les jours d'un prompt foulagement,
,, elle tint bon jusqu'à ce qu'enfin il
,, lui furvint des maux au de-là de
,, toute expreffion, & elle rendit une
,, pierre avec beaucoup de fang.

,, Un effet fi heureux de l'Eau
,, Minérale anima la malade; elle en
,, continua avec plaifir l'ufage pen-
,, dant fix femaines, pendant lequel
,, tems elle rendit à différentes repri-
,, fes quantité de petits fragmens pier-
,, reux, dont quelques-uns paroiffoient
,, être les débris de la pierre, qu'elle
,, avoit rendue & qui n'étoit pas en-
,, tière. A' préfent elle n'a plus au-
,, cune peine à uriner, & fes maux
,, font évanouïs. Deforte que je
,, crois

„ crois qu'il ne sera plus question de
„ rien sinon de répéter la saison pro-
„ chaine le même remede par précau-
„ tion & pour continuër à rendre des
„ forces. ”

MR. GODART en me communi-
quant cette observation m'a fait présent de la pierre, qui est assez singulière pour mériter un petit détail. Elle pèse douze grains & demi: elle est
d'une figure ovale; mais une des ex-
trémités en est tronquée. Son noyau
est mélangé de brun & de blanc; & il
est revétu par toute la surface, d'une
matière rare blanche & luisante, qui
paroit être un assemblage de crystaux.

CHAPITRE XII.

*Observations des effets des Eaux de Spa,
sur les vers du corps humain.*

§. 365. TOUTES nos sources sont
bonnes pour tuer & chas-
ser toute sorte de vers, non seulement
les vers des intestins, le ver plat, les

 lom-

lombriques & les ascarides; mais encore d'autres espèces de vers, dont les Auteurs ont fait mention & qui occupoient les mêmes parties, ou toute autre partie du corps.

Quoique les Eaux du Pouhon soient fort efficaces contre les vers des intestins, cependant celles de Geronster leur sont encore supérieures dans ce cas.

Observation XXXIII.

Sur le ver plat.

Mr. de Presseux cite trois personnes, qui avoient le ver plat, dont un homme qui buvoit les Eaux du Pouhon pour son plaisir, en rendit un de plus de dix aulnes de longueur.

„ Un autre agé de 30 ans en rendit un encore plus long, en faisant „ usage des Eaux de la Geronster, „ qu'il prenoit à cet effet".

Le troisième étoit un jeune Seigneur

neur Suiſſe, envoyé à Spa par le célèbre Mr. van Swieten, aujour-
d'hui prémier Médecin de Sa Maj. I.
& R. l'impératrice Reine de Hongrie,
&c. ce Seigneur but les Eaux du Pouhon & de Geronſter pendant ſix ſemaines ſans en rendre un morceau
pendant ce tems, quoiqu'il en eût rendu auparavant par les remedes.

OBSERVATION XXXIV.

Sur les vers ronds.

UN pauvre homme agé de 58 ans,
s'étant toujours bien porté juſ-
ques l'an 1740, année de grande pau-
vreté, tems auquel il ne ſe nourrit que
de bouillie à la farine d'avoine & de
légumes, toutes matières viſqueuſes &
qui fourniſſent un nid aux vers. Dès
lors il commença à ſe porter mal, à
avoir l'eſtomac embarraſſé, à ſouffrir
des violentes douleurs de colique.
L'an 1742 ou 1743 aïant le ſentiment
d'un eſtomac rongé & d'autres ſignes

de vers, on lui donna quelques remedes contre les vers, qui ne firent aucun effet. Huit jours après il prit de
l'huile d'olives avec de l'eau de vie de
genièvre, & ce jour il en rendit 32.
ensuite il fut soulagé pour 5 ou 6 ans.
L'an 1750 je lui ai fait prendre plusieurs bons anthelmintiques, l'*Ethiops*
Minérale, le mercure précipité blanc, le
vitriol de mars, la rhubarbe, l'*aloës*,
&c. tous ces remedes ne lui ont toujours fait rendre qu'un ou deux vers
sans le soulager de ses maux d'estomac, de coliques, &c. au mois de
mai 1751 je lui ai fait prendre la poudre d'étain avec les circonstances re-
commandées dans les actes d'Edimbourg, sinon que je n'ai pas eu égard
aux quartiers de la lune, ni aux jours
de la semaine. Par la médecine qu'il
a prise après la dernière dose de poudre d'étain il a rendu cinq vers, & il
a été un peu soulagé pour quelque
tems. Par après aïant souvent l'estomac gonflé, le rongement, une grande foiblesse, des attaques fréquentes
de sa colique, une perte d'appetit &
quelquefois un appetit excessif; il est
ve-

venu à Spa, où il a pris sans mesure de l'Eau du Pouhon, qui l'a constipé, mais qui a commencé à lui rendre des forces & à l'exempter de ses douleurs. Lui aïant fait prendre alors une once de sel de Bohème il a rendu trois vers, & ensuite il a eu la liberté de ventre. Je lui conseillai alors d'aller à la Geronster; il y fut pendant 15 jours. Il étoit encore si foible qu'il n'y alloit qu'avec une grande peine, le mal d'estomac étoit encore mediocre. Quand il eut pris les Eaux de Geronster 4 ou 5 jours, il eut beaucoup d'appetit, il ne sentit plus aucun mal, il se trouva beaucoup plus fort. Il fit encore quatre vers pendant l'usage des Eaux de Geronster. Ensuite les aïant quitté, il en a encore rendu de tems en tems un ou deux à la fois, & il continuë à se bien porter sans plus rendre de vers.

OBSERVATION XXXV.

Sur les ascarides.

LES ascarides font des vers de la longueur d'un demi pouce, ronds, blancs, terminés d'un côté par un petit filament fort fubtil & transparent. Je donne cette defcription parce que j'en ai donné une autre ailleurs fur une remarque qui m'avoit féduit.

CES petits vers fe tiennent dans les gros inteftins, & ils font fort incommodes. MR. DE PRESSEUX a remarqué que l'Eau du Pouhon en lavement, les fait mourir & fortir.

OBSERVATION XXXVI.

Sur un infecte des reins. EDM. NESSEL.

„ LA Noble Demoifelle d'*Oumal*
„ aïant eu un flux de fang notable
„ par la voie des urines, avec u-
„ ne

„ ne douleur des reins très grande,
„ pas à la vérité toujours également
„ violente, mais revenant toujours
„ par intervalle ou plutôt par des exa-
„ cerbations pendant un affez long-
„ tems (car ce mal a duré des années)
„ fans trouver aucune affiftance dans
„ les remedes . . . . . eut enfin par
„ l’avis des confrères La Saulx . .
„ . . . . . . recours à la fontaine de
„ miracles, c’eft-à-dire aux Eaux
„ de Spa.

„ Elle les but, elles firent leurs
„ effets accoutumés, elle avoit cet
„ infecte dans le roignon gauche, qui
„ lui fuçoit le fang, rongeoit & ou-
„ vroit les vaiffeaux, & par ainfi
„ donnoit iffuë au fang qu’elle *rendoit*
„ par la voie des urines. Les Eaux
„ firent mourir cet infecte, & le fep-
„ tième jour l’expulfèrent par les uri-
„ nes avec le foulagement entier de la
„ malade, qui fe trouva tout d’un
„ coup delivrée des douleurs & de la
„ perte de fang qu’elle faifoit par
„ cette voie.”

Mr. Nessel a donné la figure de
cet infecte, il paroit avoir environ

 qua-

quatre pouces de longueur, & il res-
semble à un poiſſon armé de pointes,
dont deux à la tête repréſentent des
cornes; il y en a encore ſix de diſtance à autre & miſes deux à deux.

CHAPITRE XIII.

*Obſervations des effets des Eaux de Spa,
dans les maladies qui laiſſent des
cauſes de récidive.*

§. 366. CES maladies ſont l'éréſipelle, le rhumatisme,
l'iſchiadique, &c. comme le ſang des
perſonnes atteintes de ces maladies eſt
ordinairement inflammatoire, il faut
auparavant en diminuër la quantité, le
delayer & le rafraîchir. Le célèbre
HOFFMANN s'en eſt expliqué au ſujet de l'éréſipelle; voici ce qu'il en dit
(*a*); L'éréſipelle, qui revient ſouvent, n'eſt pas exempte de danger.
Pour

(*a*) Tom. I. pag. 102.

Pour en préferver une perfonne, qui y eft fujette, il n'a trouvé rien de plus efficace que les Eaux Minérales, dont il recommande quelques-unes en particulier; mais il veut qu'on y prépare par la faignée, les laxatifs & un regime exact. Les Eaux du Pouhon font celles qui conviennent dans les maladies inflammatoires de cette claffe. Les autres fources peuvent convenir dans quelques coliques & d'autres maladies fujettes à récidive, qui ne dependent pas d'inflammation.

Observation XXXVII.

Eréfipelle au bras.

UN homme de 40 ans ne manquoit aucun Eté d'être attaqué d'une éréfipelle au bras gauche, malgré les faignées & les remedes convenables, qu'il employoit pour s'en garantir. Après s'être bien préparé & rafraîchi le fang, il a pris l'an 1748. les Eaux du Pouhon avec des rafraîchiffans pendant

fix

six à sept semaines, & depuis lors il en a été exempt.

CHAPITRE XIV.

Observation des effets des Eaux de Spa, dans les maladies inflammatoires continues, & dans les attaques des maladies sujettes à récidive.

§. 367. ON a toujours remarqué que les Eaux Minérales font contraires dans tous les cas compris au texte de ce chapitre, dans les fièvres chaudes, les pleurefies, les douleurs du rhumatisme, l'inflammation éréfipelateufe, &c.

OBSERVATION XXXVIII.

Eréfipelle à la cuiffe. PRESSEUX.

„ UNE Demoifelle Liégeoife, ex-
„ trêmement graffe, agée d'en-
„ viron 60 ans, eut un éréfipelle à la
„ cuis-

„ cuiſſe, pendant qu'elle buvoit les
„ Eaux. Je la traitai ſelon les règles
„ de l'art, & je lui defendis très ſe-
„ rieuſement les Eaux. Elle en but
„ cependant malgré moi & à mon in-
„ ſçu. L'Eréſipelle augmenta conſide-
„ rablement & gagna le bas ventre;
„ le troiſième jour, elle ſe fit condui-
„ re à Liége dans une voiture, & à
„ ſon arrivée elle mourut.

OBSERVATION XXXIX.

Eréſipelle au bras. PRESSEUX.

„ UNE Dame agée de 34 ans fut
„ attaquée, pendant la boiſſon
„ des Eaux, d'un éréſipelle au bras.
„ Je les lui defendis jusqu'à ſa guéri-
„ ſon. Cette Dame s'étant portée
„ mieux, pendant mon abſence de
„ Spa, déféra aux avis d'un autre Mé-
„ decin, qui lui ordonna de continuër
„ les Eaux, qui lui étoient, ſelon lui,
„ fort bienfaiſantes. Elle ſuivit ſes
„ ordres ces jours là ; mais elle fut
„ fort

„ fort épouvantée de voir l'après-mi-
„ di son bras considerablement em-
„ piré. Dès qu'elle fut informée de
„ mon retour, elle me fit appeller &
„ me conta son accident : je la bla-
„ mai, & lui ordonnai ce que je crus
„ lui convenir & par la grace de Dieu
„ je la guéris.

Observation XL.

Fièvre continue. Presseux.

„ J'ai vu en dernier lieu une per-
„ sonne guérie en sept jours d'une
„ fièvre continue par une crise
„ très louable. Le jour de la guérison
„ elle se fit revenir la fièvre par la
„ boisson de quelques verres de Pou-
„ hon ; j'eus le bonheur de la guérir
„ par des remedes convenables, quoi-
„ qu'elle ait été pendant quatre jours
„ fort violente & accompagnée de
„ delires. "

F I N